JN146100

背骨から自律神経を整える

ねじるだけで体と心が変わっていく！

石垣英俊

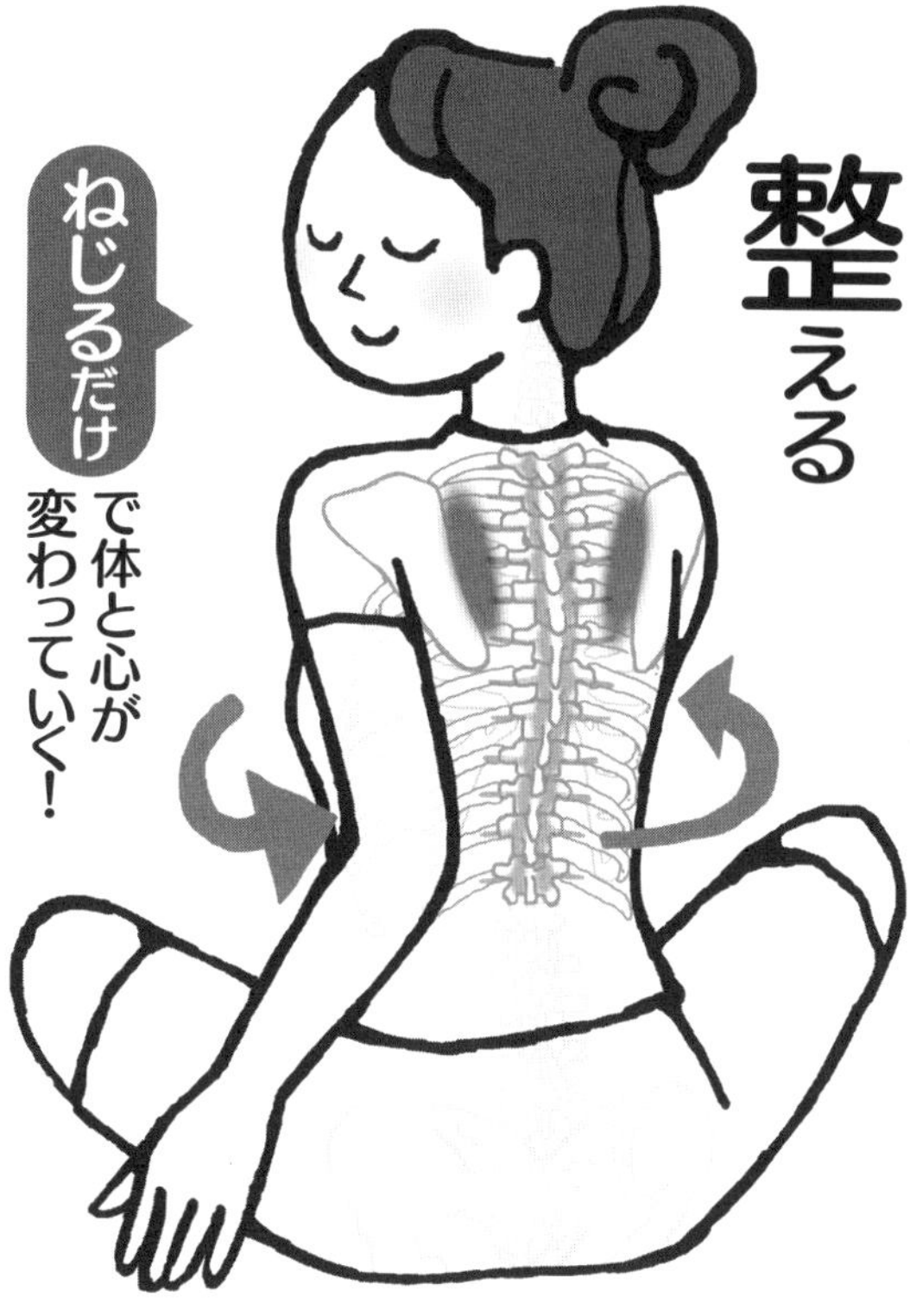

清流出版

上記のイラストの肩甲骨の内側の部分、固まっていませんか？　ここは、内臓や心の問題と深く関係する自律神経の状態を反映しやすい場所です。中医学でも、とくに大事な場所と考えられています。本書を読んで、ぜひ、ほぐしてください！

カバーのイラストの背骨横の黄色い2本のラインは、自律神経の中継所が縦に連なる交感神経幹をあらわしています。

はじめに

㊟ あなたの背骨、老化していませんか?

この本を手にとっていただき、ありがとうございます。

本書が目に入ったあなたは、背中まわりに痛みや違和感があるか、あるいは体調が優れず、その原因がどこにあるのか、つかめずにいる方かもしれません。

背骨は、体を支えている大黒柱のような部位です。しかし重力の影響を常に受けているため、さまざまな不調があらわれやすいところでもあります。骨や関節、筋肉のトラブルはもちろん、内臓、自律神経、メンタルの不調など、**あらゆる不調が背骨にあらわれるといっても過言ではない**のです。

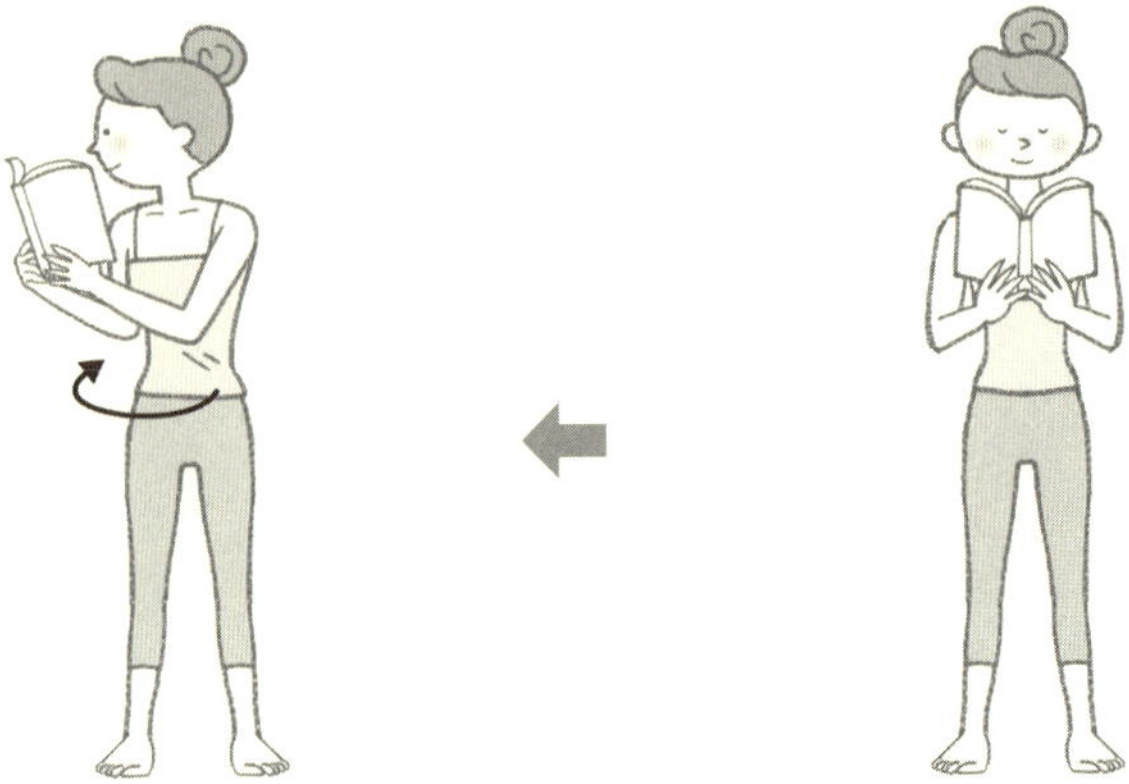

とはいえ、背骨は自分の目には見えませんから、実際どんな状態にあるのか、なかなかわからないものです。
では、ここで簡単に自己チェックしてみましょう。そのまま、この本をもったままでけっこうです。
上のイラストのように、足は肩幅程度に開き、足先とおへそは真正面に向けたまま脇をしめて、後ろをちょっと振り返ってみてください。
このとき、くびだけを無理にまわすとくび筋を痛めるので、背骨をねじる感覚で振り向きます。

どうですか。後ろの様子が見えましたか。

右向き左向き、両方やってみて、背中に痛みや違和感がありませんでしたか。**もしも違和感があったとしたら、筋肉の問題に加えて、背骨が老化しているかもしれません。**右向きと左向きで、極端に振り返る動きの範囲に差があるのも問題です。ぜひ本書を最後までお読みになって、背骨を若返らせるコツをつかんでください。


私は、針灸《しんきゅう》、按摩《あんま》マッサージ指圧、カイロプラクティック、ヨガ、中医学《ちゅういがく》などの治療法や健康養生法を習得し、これまで数多くの方に体のメンテナンスや治癒改善のためのアプローチを施してきました。いろいろ試してみたけど治らないと、わらにもすがる思いで当治療院に来られた方も珍しくありません。

初めて来院する方の多くは、肩こり、腰痛、くびや足の痛みなどを訴えます。しかし私が見るところ、例えば肩こりなら、肩だけに問題があるケースはまれです。ほとんどの不調は、ほかの部位に問題があったり、体全体のバランスが崩れていることからきています。体全体のバランスとは、メンタル面や内臓のはたらきも含むトータルバランスという意味です。

その状態があらわれやすいのが、背骨です。背骨には、脳と通じる中枢神経の脊髄が走っていて、自律神経にも深く関係しています。

とくに、背骨の胸椎《きょうつい》を含む胸郭《きょうかく》は、心臓や肺、肝臓などの大事な内臓を守っているところ。くびや肩、腰など全身につながっています。

ここを中心にメンテナンスしていくと、さまざまな部位にはたらき、多くの不調が改善されるとともに相乗効果が期待できます。お肌の美容効果もその一つ。若々しい体を作り、アンチエイジングにもなります。

背骨は人間の体の中でも重力の影響を直接受けやすく、老化が進行しやすい部位です。驚くなかれ、三〇代の人でも六〇代相当と思われる背骨の人もけっこう見られます。

背骨の老化というと、年老いたおばあさんのように、背中や腰が曲がった人をイメージしがちですが、じつはそれだけではありません。

歪みなどの見た目だけでなく、**背骨の動きやはたらきが低下していることも老化のあらわれ**。例えば、背骨のまわりの筋肉が固くなってこわばっていたり、逆に安定感を欠くことで、背骨本来のはたらきができなくなっていることも、老化ととらえます。

背骨の老化が進むと、内臓にも不調をきたし、体のあらゆるところにトラブルが出てきます。肩こり、腰痛、くびの痛み、お肌のトラブル、さらには自律神経の乱れから肉体だけでなくメンタルへの影響も大です。

もしかしたら、いまの不調は背骨に問題があるのかも?

そう思った方も多いのではないでしょうか。

健康な背骨の条件は、安定していて、自由に動けること。

この本では、健康な背骨作りで自律神経を整えて、不調を改善し、老化を防ぐためのノウハウをお教えしていきます。

第一章では背骨を老化させないためのダイジェスト版的説明を、第二章では自分で簡単にできるエクササイズをご紹介します。

ここまで読んでいただければ、ほぼ大筋をつかめるはずです。

もっと詳しく知りたい方は、第三章以降もお読みください。

第三章は、第一章をもう少し深く切りこんだ内容。第四章では、奥深い中医学の視点から不調の原因を探っていきます。

本書では重複する説明が何度か出てくると思いますが、重要なこと、関連づけて知っていただきたいことは、繰り返し説明していくつもりです。

これらすべてを読むと、自分の不調の大元がどこにあるのか、そして根本的な解消法も見えてくるはずです。

背骨の老化予防は早めに行うのに越したことはありませんが、何歳だから手遅れということはけっしてありません。毎日少しずつでも動かしていると、徐々に効果が出てくるでしょう。この本がみなさまの本当に元気な体を取り戻すために役立つことを願います。

石垣英俊

まずは、自己診断チェックをしてみよう

——日常生活で、こんなことはありませんか——

- □ 呼吸が浅いと感じることがある
- □ 呼吸が止まっていると感じることがある
- □ 深呼吸をすると、背中や脇が痛い
- □ 寝違えをすることが多い
- □ 猫背だといわれたことがある
- □ くびこり・肩こりがよくある
- □ 空咳が出ることが多い
- □ 背中のこりや痛みを日常的に感じる
- □ イライラしやすい
- □ 胃の不調がよくある

これはどれも、背骨を含む胸まわりの骨（胸郭・肩甲骨）に不具合があるときに出やすい症状です。思い当たる項目が多かった人は、本書をしっかり読んで不調の改善に役立ててください。

CONTENTS

第二章
背骨と自律神経をメンテナンスするエクササイズ

第三章
いま体に起きていることは、あらゆることが関係している

［編集協力］ 浅野祐子
［装丁・組版］ 松永大輔
［イラスト］ 池畠裕美

第一章

背骨の老化が、自律神経などの不調につながる!

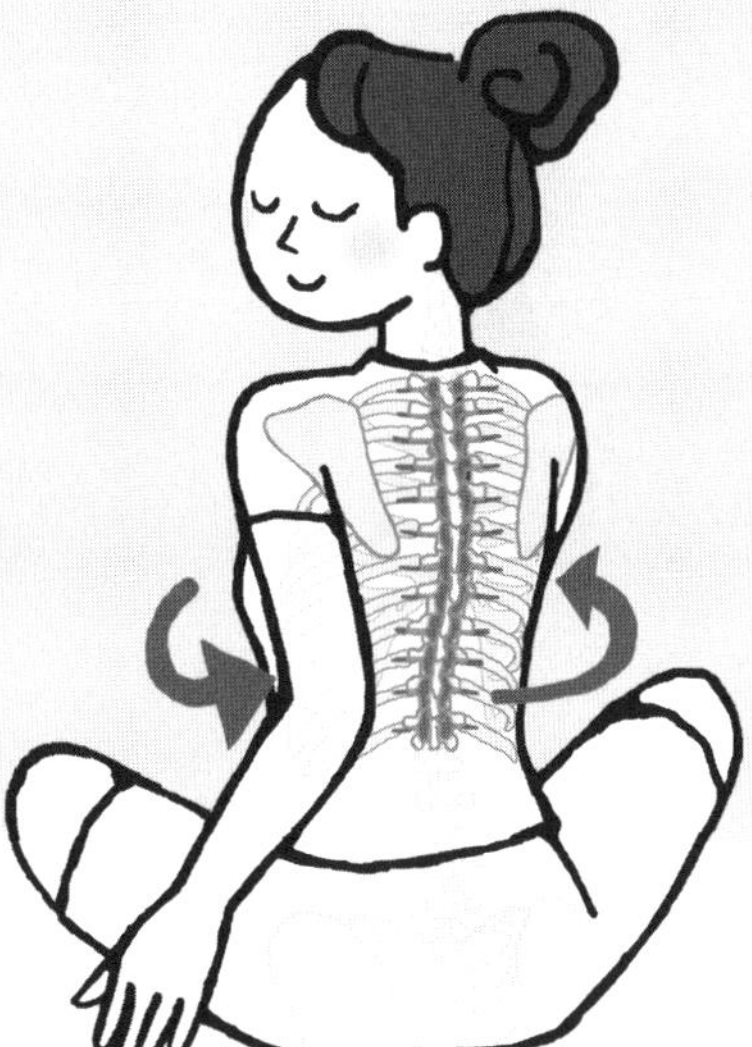

「背骨」に不調の原因が?!

私は長く、体の痛みや不調を訴える方のメンテナンスをしてきましたが、近頃はストレス社会を反映してか、体中の筋肉が凝り固まっている方が非常に目立ちます。それは筋肉だけにとどまらず、骨と骨の間にある関節にも動きの制限などの問題としてあらわれています。とくに**背骨まわりに問題のある方が多く、そこから肩こり、腰痛、くびこり、足の痛みはもちろん、胃腸のトラブルや体のだるさ、気分の落ち込みなど、さまざまな不調につながっている**可能性があるのです。

背骨は体を支えている大事な幹であり、と同時に内臓や自律神経と深く関わっています。背骨の中には脳とつながる中枢神経の脊髄が走り、上下の骨の間から神経や血管が通るので、背骨の不具合があらゆる不調を引き起こす原因にもなりやすいのです。

ではまず、背骨の仕組みからご説明していきましょう。次ページのイラストをご覧ください。

背骨は一個一個の骨、「椎骨《ついこつ》」が二六個積み重なって、一本の柱（脊柱《せきちゅう》）を作っています。首の後ろにある「頸椎《けいつい》」は椎骨が七個、胸の後ろの「胸椎」は一二個、腰周辺の「腰椎《ようつい》」は五個、その下に「仙骨《せんこつ》」と「尾骨《びこつ》」があります。

よく整形外科の医師が背骨の病状の説明をするとき、「頸椎の三番と四番」とか「胸椎の三番から五番」といったりしますが、これは頸椎、胸椎、腰椎の「上から何番目」という番号になります。それを覚えておくと、医師の説明も理解しやすくなるでしょう。

背骨の構造

（部分）

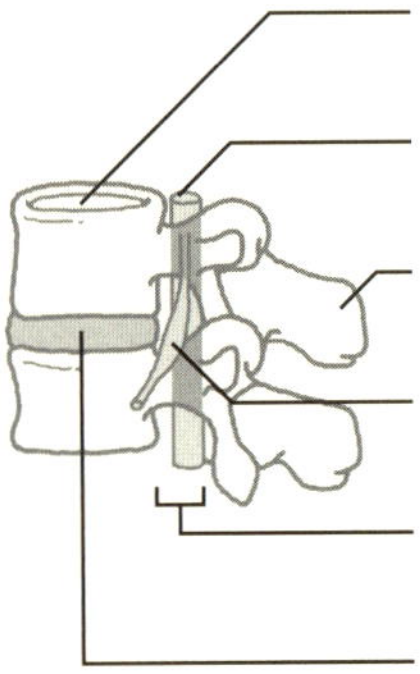

（全体）

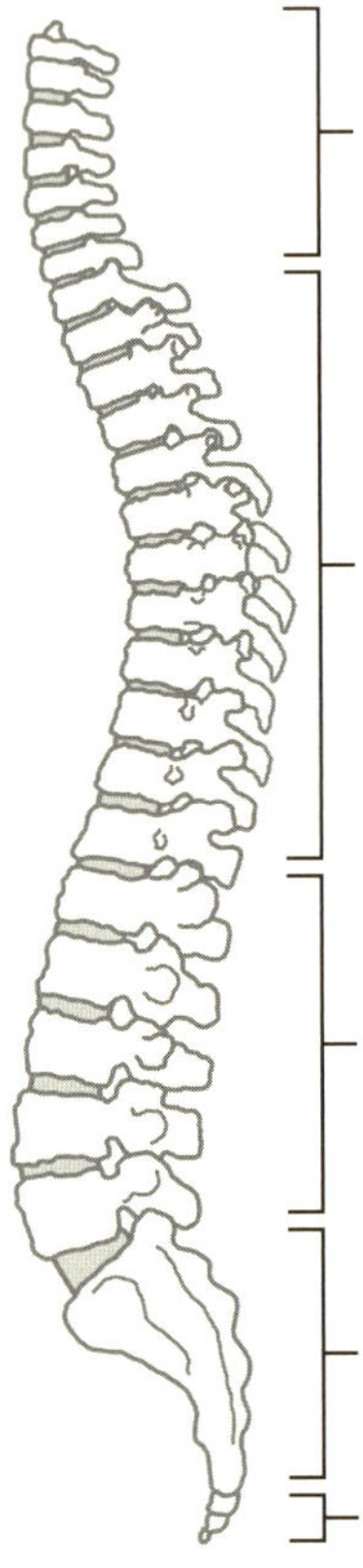

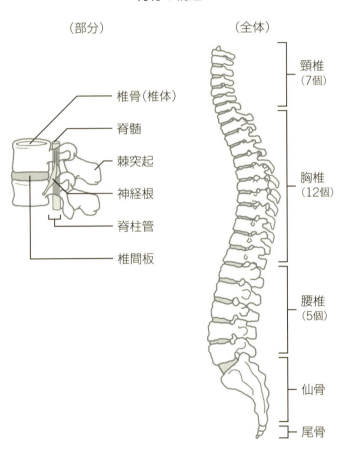

背骨の後ろには、「棘突起《きょくとっき》」というトゲのような骨があり、皮膚の上から手で触れて感じることができます。

その向きを見てみると、実は部位によってバラバラです。頸椎と腰椎の後ろは出っ張りの方向がほぼまっすぐなのに対し、**胸椎の後ろは魔女の鼻のような形で下を向いています**。とくに心臓の後ろあたりから下を向き始めています。

これは心臓や肺など大事な内臓を守るためと考えられます。骨が重なり合うことで、後方から力が加わっても体が反り過ぎないようにストッパーの役目を果たしているのです。つまり、そういう構造であることによって、肋骨の中にある心臓や肺が押し潰されないように守っていると考えられるでしょう。

あらためて、人間の体はうまくできているものだなぁと感心してしまいます。

背骨の不具合が内臓やメンタルにも影響する

椎骨と椎骨の間にあって、バネのようなはたらきをしているのが「椎間板《ついかんばん》」という軟骨です。椎間板はゼラチン状の髄核《ずいかく》とコラーゲンなどからできていて、硬いゴムのように形を変えることができます。そのおかげで体をねじったり、前屈や後屈ができたり、自由に体を動かすことができるのです。さらにクッション的な役割をし、運動したときの衝撃を吸収してくれます。

みなさんも「椎間板ヘルニア」という病気を聞いたことがあると思います。椎間板ヘルニアは、椎間板が変形し、亀裂が入ることで中にある髄核が外に飛び出てしまう病気です。そうなると髄核や椎間板などが神経を圧迫することで、腰や下肢に痛みなどがあらわれます。とくに「腰椎」は椎骨と椎間板が大きいため、発症が多いことで知られています。また、腰椎でも好発する下のほうでは骨をガードする靭帯《じんたい》が薄くなっていることもあって、ヘルニアを発症しやすくなっています。

背骨はまわりの筋肉によって支えられています。一般的に、椎間板に問題があるなどして変性*が生じて背骨の関節が不安定になっていると、背骨のまわりの筋肉がギュッと固まります。筋肉ががんばって背骨を支えて安定させようとするためです。実際、私の治療院に来られる方でも、背骨まわりの筋肉が固くなっている場合は、まず背骨の関節に不具合があるのではないかと疑います。

背骨やそのまわりの筋肉がこわばって緊張状態が続くと、内臓やメンタルにも不調を起こしやすくなります。背骨の中を縦に走る脊柱管《せきちゅうかん》という空洞には脊

*物質の性質が変わること。あるいは、変わった性質そのもの。例えば、椎間板が弾力性を失って、つぶれた状態になるようなこと。

髄が収納されています。その脊髄からは、皮膚や筋肉だけでなく内臓につながる自律神経（43ページ）も出入りしているため、連鎖して心身に影響を及ぼすのです。一見、背骨と関係のなさそうな不調も、背骨の仕組みがわかると、納得できることもあるでしょう。

背骨のカーブは重力に関係していた

背骨はなぜS字にカーブしていると思いますか。

それは人間の直立二足歩行と重力が関係しています。

胎児や赤ちゃんのときの背骨はC字カーブです。まずくびが座り、ハイハイの四足歩行から二足で立つようになると腰にもカーブがあらわれ、背骨はS字カーブになります。重力に耐え、重い頭を支えていかなければならないからです。背骨がS字カーブになることで、体重をうまく分散し、重力に耐えることができる。そして動いたときの、地面からの衝撃を背骨のカーブがうまく吸収し、脳を守るようになっているのです。

ところが最近は、本来S字カーブであるはずの背骨が、C字カーブやまっすぐのI字型になっている傾向が見られます。デスクワーク中心の生活、スマートフォンやパソコンの使い過ぎで、くびの骨がまっすぐになるストレートネックや、背骨がC字型の猫背になっている方も多いようです。

背中がI字型になるのは、緊張している状態。気を使う人の前で緊張しているときは、背中をピンと伸ばしてしまうでしょう。常に神経を張り詰めて生きている現代人に多いのもうなずけます。

じつは背中の生理的なカーブは、胎児のときのC字型です。Cカーブは、人が楽になれる姿勢。疲れているとき、あるいはリラックスして「ハァ〜、やれやれ」と息を吐いたときは、自然と背中が丸くなるものです。

逆に、息を吸うときは背中が伸びます。試しに大きく息を吸ってみてください。背中に力が入って、少し顔の向きが上がるのがわかります。

高齢者はどうしても背中が丸くなりがちですが、それは筋力の低下によることがほとんどです。もちろん、骨の退行性変性や、骨粗鬆症による圧迫骨折などが原因で背中が丸くなることもありますが、筋肉が衰えてくると、重力にあらがうことが難しくなり、自然と前かがみの姿勢になってしまうのです。

それでも、ときどき簡単なエクササイズをするだけで、ぜんぜん違ってきます。両腕を後ろで組み、両肩を後ろに反らすように肩甲骨を寄せると筋肉がほぐれてすっきりとし、背中も伸びる感じがするはずです。

背骨の老化を引き起こす主な要因は、重力です。筋力が衰えた高齢者だけでなく、若い人でも背骨に下向きの力がかかる重力の負荷を受けています。その重みは**力の加わり方、向きによっては背骨の関節や椎間板に大きな負担をかけ**

ることがあります。その結果、アライメント（本来あるべき配列）のズレなども生じやすくなります。重力が負担になる原因として、普段の姿勢などの生活習慣、内臓の状態、メンタル面などが関わってきて背骨の老化が進むことになります。

しかし人間にとって重力は必要なものです。適度な重力の負荷がかかることで、骨や筋肉は強さを保っていられるからです。

宇宙飛行士が宇宙ステーションで、筋トレしている様子を見たことがあるでしょう。あれは無重力状態のところにしばらく滞在すると、骨密度や筋肉が著しく落ちるためです。重力のある地上で生きる私たちは、重力を味方につけて適度な運動をしていけば、強い骨と筋肉が得られるということです。

ま あなたの背骨の老化度は？

ここまで読むと、自分の背骨がどのくらい老化しているのかちょっと気にな

背骨老化度チェック

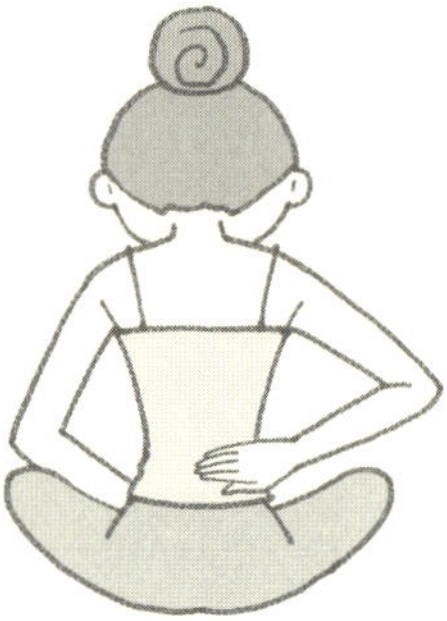

- □ 背骨に触れてみて、圧痛がある
- □ 背骨に沿って指を当てたとき、並び方（アライメント）が歪んでいるように感じる
- □ よくギックリ腰になる
- □ 朝起きたとき、腰や背中、くびまわりが痛いことが多い
- □ 過去に大きな尻もちをついたことがある
- □ ちょっとしたことで、くび、背中、腰、を痛めやすい
- □ 普段座ることが多く、同じ姿勢でいる時間が長い

りますよね。では、右のチェックリストで背骨全体の老化具合を確かめてみてください。

このうち二つ以上、思い当たることがある人は背骨が老化している可能性があります。

とくに運動習慣のない方は、骨や筋肉が弱くなりがちです。その上、重力に負けまいとして背骨まわりの筋肉を緊張させているため、くびこりや肩こり、腰痛などの不調を招きやすくなります。

背骨の老化を食い止めるには、重力に抗し、さらには重力を味方にしていくことが大切です。体を動かすことによって、椎間板というクッションに栄養が行き届けば、椎間板の変性を最小限におさえ、背骨全体の柔軟性と弾力性が保たれるでしょう。本書を参考に、しなやかで安定性のある背骨作りを目指していきましょう。

「胸郭」と「肩甲骨」が重要ポイント

私は背骨の中でも、頸椎をのぞいた上半分の部分、そして胸から背中にかけた骨や筋肉が健康のカギを握る重要な部位だと考えています。

その理由をご説明する前に、上半身の骨の仕組みから見ていきましょう。骨の仕組みとはたらきを知っておけば、アプローチの仕方や不調の改善法もより理解しやすくなると思います。

みなさんは、自分の上半身の骨がどんな構造になっているか、はっきりとイメージできますか。なんとなくはわかっていても、あらためて聞かれるとくびをかしげる方がほとんどなのではないでしょうか。

左のイラストで骨の位置をご確認ください。

前面

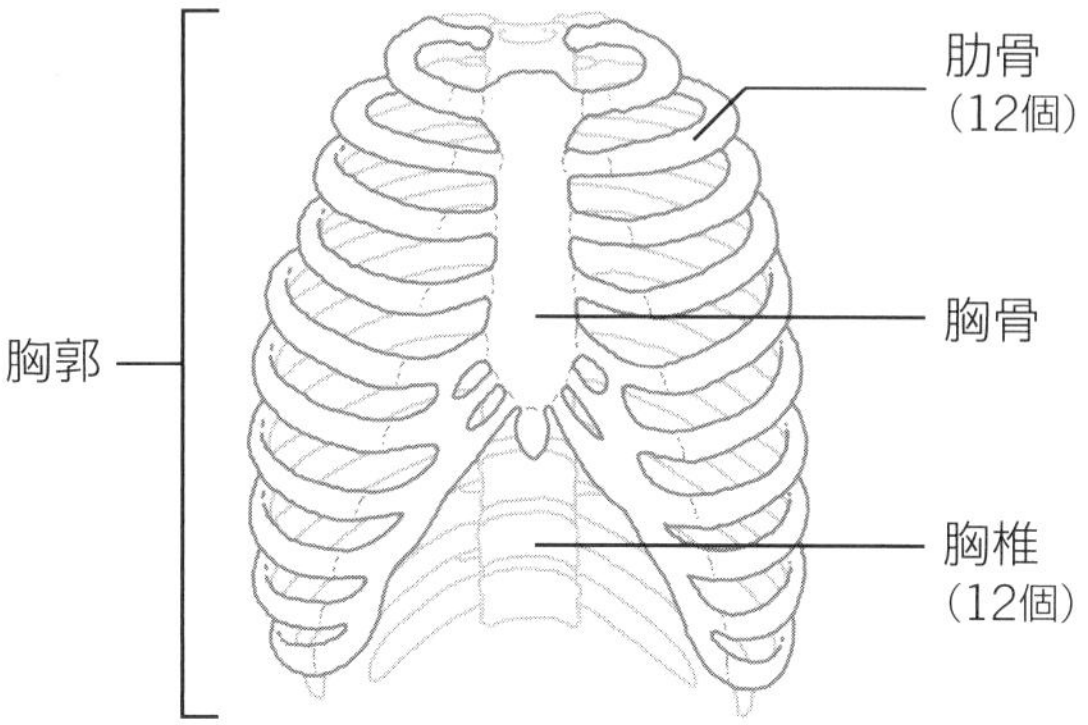

後面

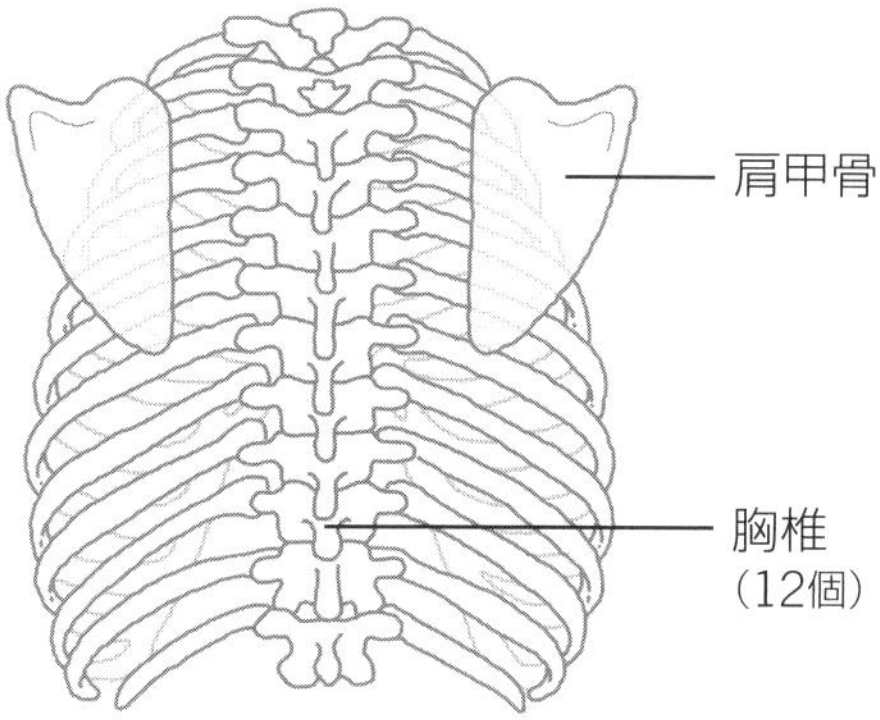

「肋骨」は、いわゆる〝あばら骨〟のことです。あばら骨というと、お腹の上のほうから脇にかけてのイメージが強いかもしれませんが、実際には胸の前にも、背中の上のほうの後ろにも「肋骨」は存在しています。胸の真ん中にあってネクタイの形をしている骨が「胸骨《きょうこつ》」です。「へえ、胸の真ん中にこんな形の骨があったんだ」と、あらためて知った方も多いのではないでしょうか？

そして背骨のうち、胸の後ろ側にある部位を「**胸椎**《きょうつい》」といい、鳥かごのような樽の部分全体を称して「**胸郭**《きょうかく》」といいます。つまり、ぐるりと囲んだ肋骨を含め、逆ハート型の形をしている部分が胸郭です。

胸骨と胸椎と胸郭……。似たような言葉で混乱しそうですが、胸骨（ネクタイ）と胸椎（背骨）は、胸郭（樽）グループに属している骨です。

胸郭の背中側にのっかっているのが「**肩甲骨**《けんこうこつ》」。肩甲骨は肋骨の上に浮いていて、鎖骨とつながっています。

この本では胸郭と肩甲骨のケアをメインに語っていきますので、これらの骨の名前を最初に覚えておくと理解しやすいと思います。

鎖骨と肩甲骨は自分で触ってみると「ここにあるな」とわかります。しかし肋骨がくびのすぐ下にまで巡らされているとは気づいていない方も多いのではないでしょうか？　でもイラストをよく見ると、中の内臓を上からもがっちりと守るように取り囲んでいることがわかります。

そう。胸郭と肩甲骨は、心臓や肺、肝臓など大事な臓器をガードする役目も果たしているのです。

だから必然的に内臓との関わりも大きくなります。内臓に問題があると胸郭をとりまく筋肉は固くなり、逆に胸郭に問

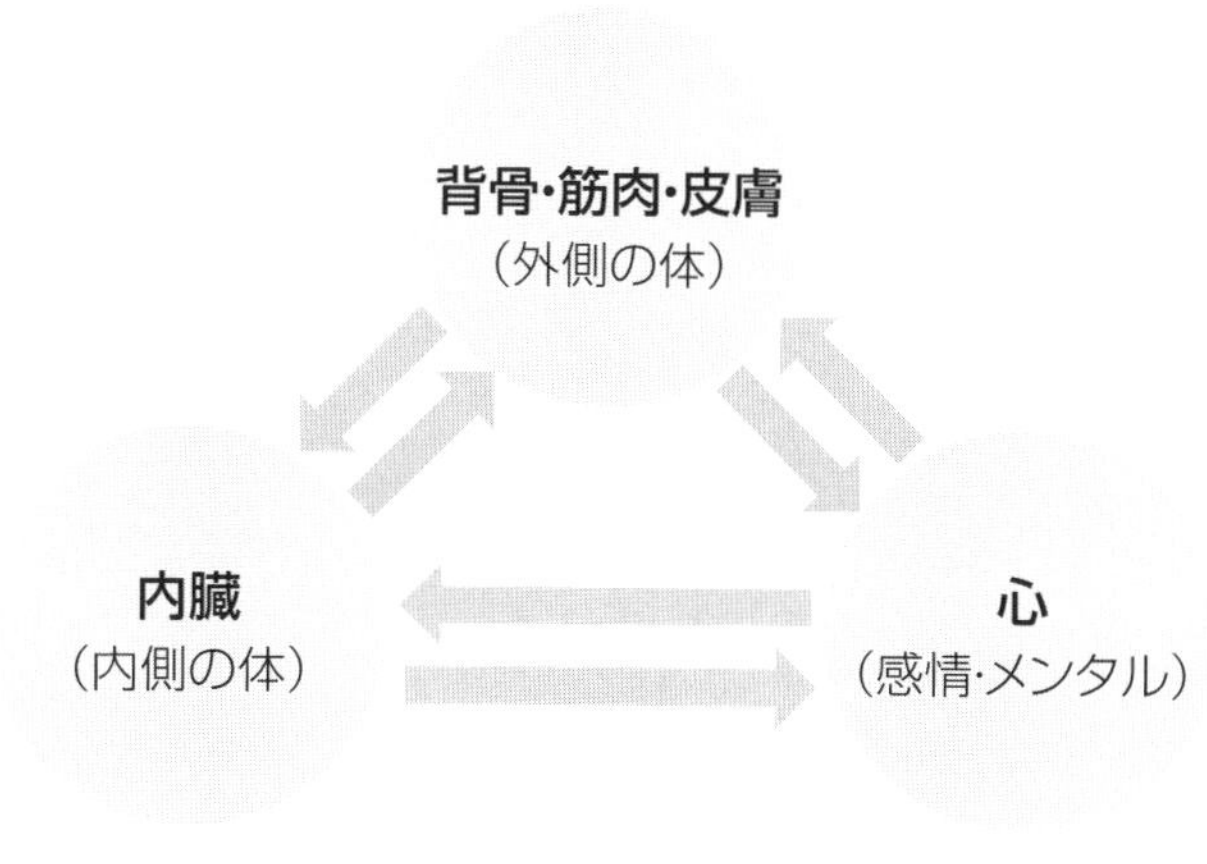

題があれば内臓のはたらきに不具合が生じやすくなります。
さらに背骨を出入りする自律神経など、体の機能や心の状態に影響を及ぼす神経が通っているため、内臓だけでなくメンタルのトラブルを引き起こすこともあります。

つまり、「骨や筋肉（外側の体）」「内臓（内側の体）」「心（感情・メンタル）」の三つは、常に双方向からリンクしあっているのです。

そのようなことから、胸郭や肩甲骨を中心にメンテナンスすると、内臓や自律神経のはたらきを整え、メンタルを安定させることにつながります。
胸郭と肩甲骨がいかに健康のカギを握っているか、なんとなくおわかりいただけたのではないでしょうか。

胸椎に関係する不調とは

背骨のうち頸椎、腰椎、仙骨の問題が引き起こす不調は、頭痛、くびこり、肩こり、足腰の痛みなど、ある程度想像がつくと思います。しかし胸椎が関わっている不調は、けっこう意外と思えるものも含まれます。

その一例をあげると、胃痛、咳、冷え、アレルギー症状、そして気分の落ち込み……。これだけでも「それも胸椎と関係しているの?!」と意外に思えるかもしれません。しかし、このような不調は近年よくみられ、ますます増えてきているように思います。

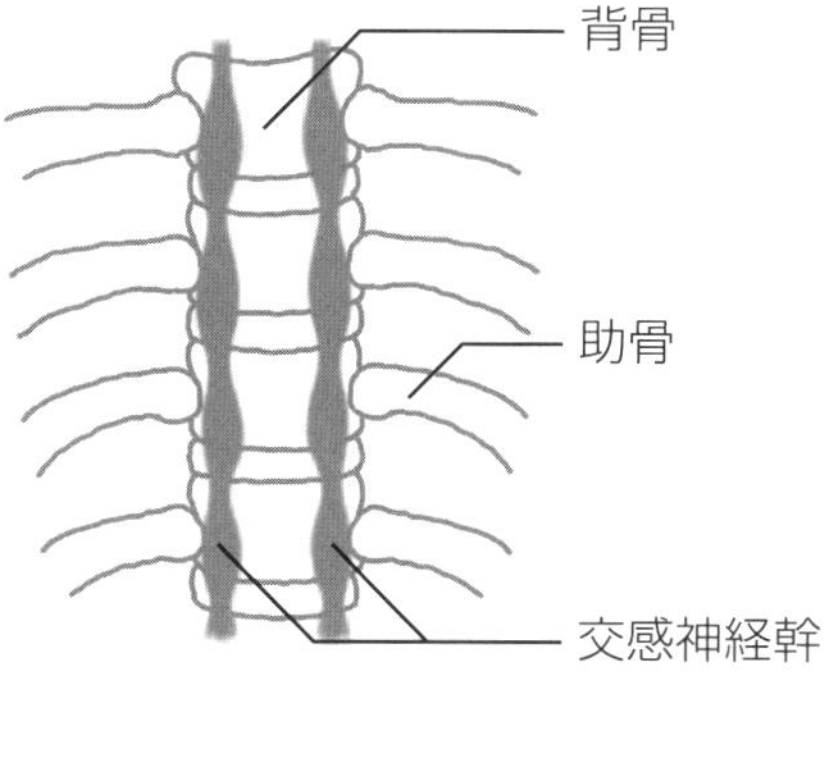

骨の仕組みで説明した通り、胸郭は心臓や肺、肝臓などの内臓と深い関わりがあります。**また自律神経のうち、交感神経の主要な中継所が連なる幹が胸椎の前から肋骨のつなぎめを通っているため、胸郭の動きの制限や、姿勢の問題が、自律神経に影響していくことも考えられます。**メンタル面の不調は、それらの影響が複雑にからみあって起きるほか、姿勢も一つの要因になります。肩が丸まり、胸がふさがった姿勢は、人をどこか憂うつな気持ちにさせてしまうものです。反対に、いつも過剰に背筋をピンと張りすぎている人は、何事にも神経質で些細なことにもイライラしてしまうこともあるでしょう。

さらには、中医学《ちゅういがく》（中国の伝統医学）におけるエネルギーの通り道である経絡という存在も内臓のはたらきと密接です（147ページ）。経絡には〝ツボ〟という内臓や心の反応点があり、そこは同時に治療ポイントでもあります。例えばもし、内臓や心の不調があるとすれば、それに関係するエネルギーが滞って、ある特定の〝ツボ〟やその周辺に反応があらわれるのです。そういった反応の結果をそのまま放置しておくことも、じつは不調の原因になるのです。

こんなことがありました。五〇代の女性の方が、「背中が痛い」といって当院に来られたときのことです。触ってみると、たしかに胸椎のまわりの筋肉が固くなっています。そこで私は、少し気になったことを質問してみました。「近頃、胃の調子はどうですか」と。そううかがったのは、胸椎の、胃から食道に関係する部分に反応があったためです。

案の定、その方は「痛みはありませんが、そういえば最近、お腹が張ったり酸っぱい胃液がよく出てきたりします」とおっしゃいました。

このようにどこか内臓に問題があると、背骨とその周辺に反応があらわれやすいのです。

なぜ、内臓そのものが痛くなる前に、背骨や筋肉に変化があらわれるのでしょう。自分ではさほど自覚症状がなくても、内臓のはたらきに異変が出始めたとき、体の中では次のような連鎖反応が起こっています。

まず内臓の状態を自律神経が感知して背骨を通って脳に伝えると、脳が「い

＊内臓の状態が皮膚や筋肉の痛みや緊張としてあらわれる反応を「内臓体性反射」といい、反対に、皮膚や筋肉などの体性神経から脳や脊髄を通って内臓に反応があらわれることを「体性内臓反射」という。

つもと違う状態」ととらえ、その内臓に関わりのある皮膚や筋肉に指令を出します。警戒注意報発令、といったところですね。すると皮膚は過敏になったり、筋肉は緊張体制になります。その緊張状態が長く続けば何かの拍子に容易に傷めることになり、背中に痛みを感じるようになったりするのです＊。意外と知られていませんが、内臓に何も原因がなく背骨や筋肉を傷めるということはよほどの運動量や無理がないかぎり少ないでしょう。

そして反対に、たとえ内臓に問題がなくても、背骨や筋肉に問題が起きると、次第に内臓のはたらきが弱ってきます。つながっている神経が同じなので、お互いに影響し合う関係なのです。そのいい例が、私たちが普段行っている針やマッサージといった施術アプローチです。皮膚や筋肉、骨格にアプローチすることで、内臓のはたらきが改善することは珍しいことではありません。背骨や筋肉がいい状態になれば、体の動きだけでなく、**内臓がはたらくスペースも確保され**、快適なはたらきが約束されるでしょう。

内臓のトラブルを防ぐためにも、日頃から姿勢に気をつけ、エクササイズなどで背骨を正常な状態にしておくことがいかに大切か、ここで強調しておきたいと思います。

胸郭に守られている内臓

胸椎と内臓の関係を、もう少し詳しくご説明しましょう。

参考までに、次ページのイラストで内臓の位置関係をご確認ください。これを見ると、横隔膜のすぐ下に大きな肝臓があることや、腎臓や副腎が背中側に

前面

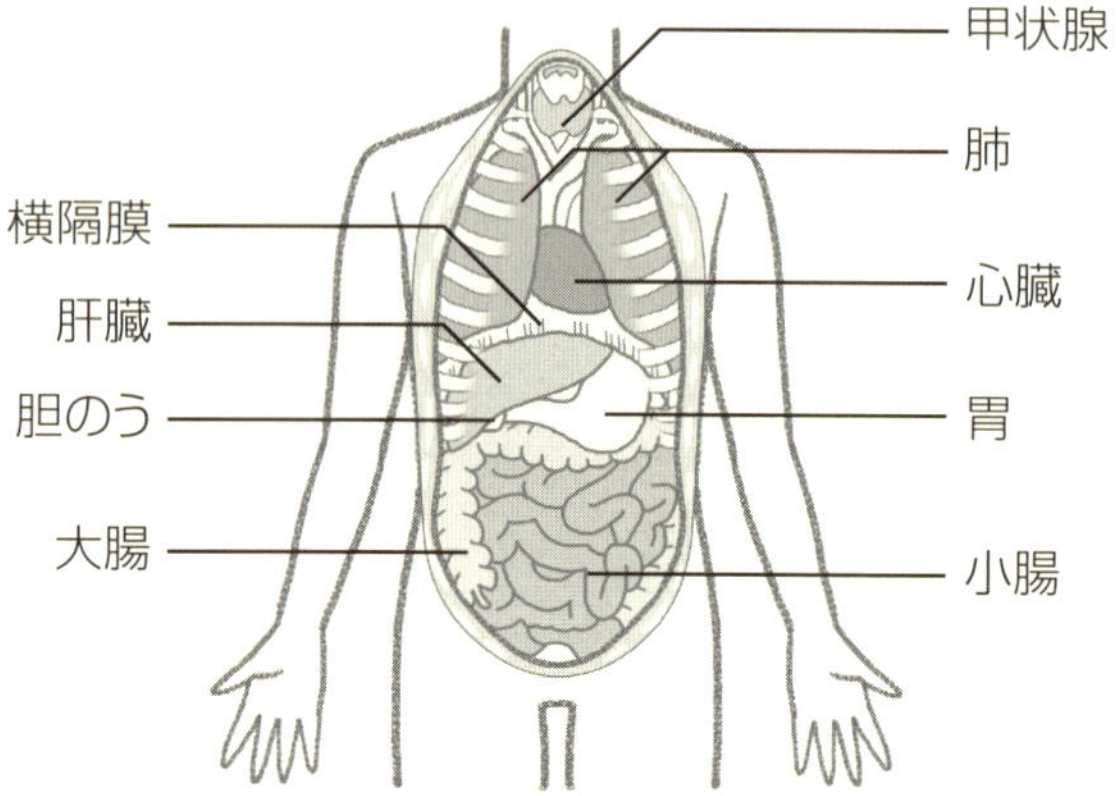

後面

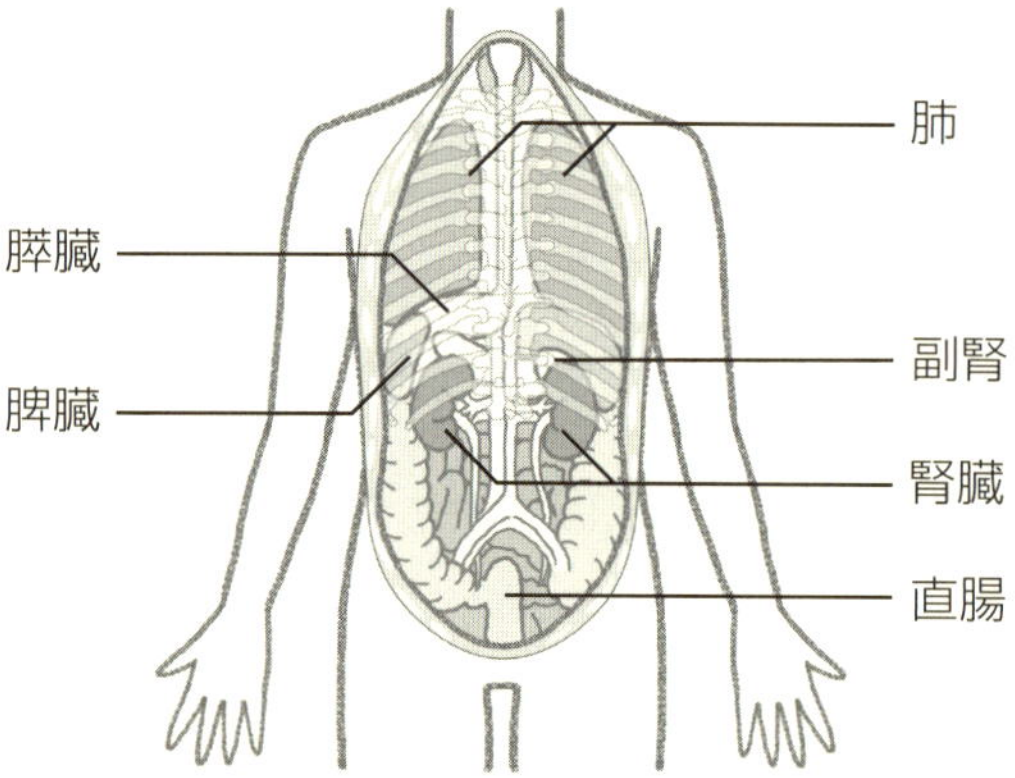

あることなど、あらためて気づくことも多いのではないでしょうか？

胸椎、胸骨、肋骨に囲まれた胸郭（樽）の内側には、命に関わる大事な臓器である心臓と、生命維持に不可欠な呼吸をつかさどる肺、そして体の「肝《きも》」ともいうべき肝臓などが入っています。つまり私たちの命をつないでいる主たるものは胸郭の中にあり、胸郭によって守られているといってもいいでしょう。

それらの内臓のはたらきが低下すると、背骨まわりを始め、肋骨など胸郭に付着している筋肉が緊張してきます。その逆パターンもあるのは、先に述べた通りです。

さて、胸郭を語る上で横隔膜は外せません。胸郭の下全体に横隔膜があり、肋骨に付着しているからです。

横隔膜は薄い膜ではなく、厚みがあって伸縮性のあるドーム状の筋肉です。そして呼吸するたびに、上がったり下がったりしています。例えば、息を吐いて肺が小さくなったときは上方向に上がり、息を吸うときは下方向に下がります（48ページ参照）。

そのため「横隔膜＝肺」というイメージがあると思います。しかし横隔膜の上には肺と心臓があり、下には肝臓と胃があります。それらの臓器とくっつき合っているので、**横隔膜がスムーズに動かなくなると内臓も動きにくくなり、各臓器のはたらきが弱まってしまうのです**。

例えば、肝臓のはたらきが鈍ると解毒作用が弱まり、血液循環が悪くなって血液を心臓のほうに上げにくくなります。血糖値にも影響するので、脳にエネルギー源を供給するブドウ糖が足りなくなります。さらには近年注目されている脳のエネルギー源ともなる「ケトン体」も肝臓とは密接です。このようなことからも、肝臓の疲労が、心身の疲れやすさと関わっていることが考えられます。

これは肝臓の不具合によるトラブルのほんの一例ですが、ほかにもさまざまな弊害が体のあちこちで起こります。

腎臓は胸郭の中にすべて収まっているわけではありませんが、中医学においては、背骨は「腎《じん》」と関わりが深いと考えます。詳しくは第四章で説明しますが、「腎」は腎臓という臓器だけでなく、腎臓のはたらきが全身に及ぼす反応すべてを指し、骨、髄（脳髄、骨髄、脊髄）、神経やホルモン、副腎のはたらきも含まれます。西洋医学でも、副腎は体の恒常性を保つために重要なホルモンを分泌する臓器。自律神経とも関係しているので、西洋医学と合致しているところもあります。

ま 自律神経の乱れからくる不調

これまで自律神経という言葉が何度か登場し、本書のタイトルにもなっていますが、「そもそも自律神経って何？」と疑問をもたれた方も多いと思います。

自律神経とは体の機能を調整している神経で、自分で意識してもできない機能はすべて自律神経がつかさどっています。例えば、内臓のはたらき、血流、栄養吸収といった機能をコントロールしているのが自律神経です。

自律神経には、正反対のはたらきがある「**交感神経**」と「**副交感神経**」があり、この二つが刺激や情報に反応してバランスよくはたらくことで、健康状態を保つことができます。

「交感神経」は、活動しているとき、緊張しているとき、ストレスがあるときなどに優位になります。その結果、呼吸が浅くなり、心拍数が増え、筋肉が固くなり、血管が収縮して血圧が上昇するなどして、活動モード全開になります。対する「副交感神経」は、休んでいるとき、眠っているとき、リラックスしているときに優位になります。すると休息モードになって、呼吸が深くなり、心拍数が落ち着き、筋肉も緩み、血管が弛緩。新陳代謝が活発になり、栄養の吸収や、老廃物の排出を促します。

こうして双方を比べると、「交感神経が優位になると体によくない」と思われがちですが、活動するときはそれに適した体のモードになることが大切です。状況によって体の調子を自動的に変え、コントロールするのが自律神経の役割なのです。

自律神経のバランスが乱れると、体にもさまざまな不調があらわれます。

四六時中、ずっと活動モード全開であったり、活動しなければいけないときに休息モードだったりすると、支障が出てきて当然。頭痛、肩こり、めまい、動悸、冷え、不眠、血圧の異常、食欲不振、倦怠感、便秘や下痢、胃炎などの肉体的不調から、気分の落ち込みやイライラといったメンタル面の不調も引き起こします。

女性は更年期におけるホルモン分泌の変化も、自律神経に影響を及ぼします。

現代人は人間関係や仕事などからくるストレス、昼夜逆転の生活による生体リズムの乱れが自律神経を狂わせているでしょう。

常に緊張していて活動モードの状態が続くと、交感神経が優位になりっぱなしになるので、結果として体の機能も疲弊することになります。体と心は密接につながっているので、精神面のダメージも免れません。何ごともほどほどに、がんばりすぎはよくないということですね。

呼吸法で背骨と自律神経を整える

背骨の上下の椎骨の間を、自律神経が出入りしています。

そのうち副交感神経は、頭と頸椎の上部からと仙骨からの二か所のみです。背中のほとんどにあたる胸椎から腰椎の上の方にかけては、交感神経が出入りし、頸椎から仙骨のすぐ前を連なるように中継所である交感神経幹（=交感神経節）が張り巡らされています。

胸椎には、心臓、肺、肝臓、胃などのはたらきに関わる交感神経が主に分布しています。胸椎の周りの筋肉が緊張したり凝り固まってくると自律神経に影響し、内臓のはたらきにも支障が出ることがあります。呼吸が乱れたり、食欲がなくなったりするのです。

みなさんも、ストレスを受けたり緊張したりすると、無意識のうちに背中が緊張し、こった感じになりますよね。そのとき、内臓のはたらきはうまくいかない状態で、呼吸も浅くなっていることがわかります。ふと気づけば、しばし息を止めていたりすることもあるでしょう。これは交感神経が優位になっている状態です（108ページ参照）。

心と体の緊張を解き、リラックスさせるために有効なのが腹式呼吸です。腹式呼吸でゆっくりと長く息を吐くことにより、副交感神経のはたらきにスイッチが入り、リラックスしてきます。

腹式呼吸

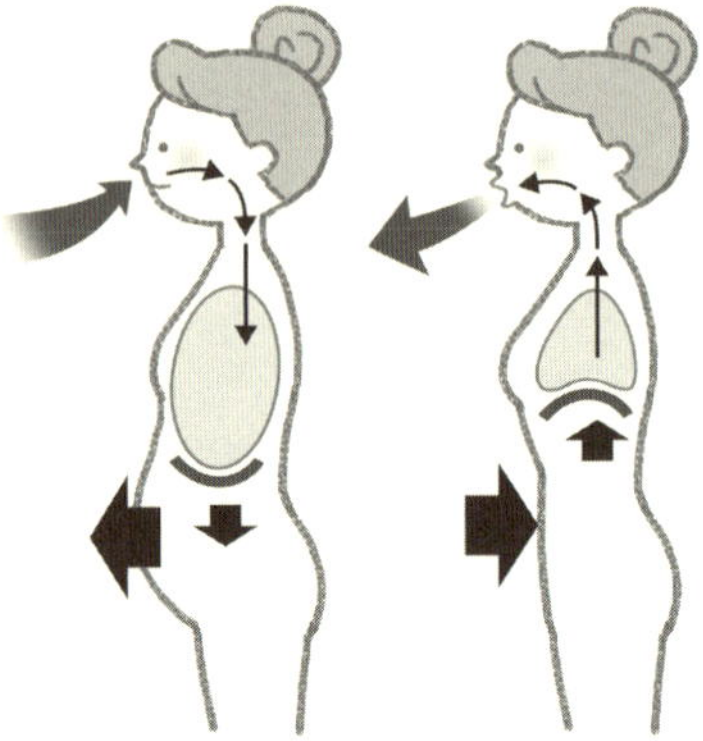

鼻から息を吸ってお腹をふくらませ、口からお腹をへこませながら息を吐く。横隔膜が上下し、自律神経にもはたらきかけてリラックスした状態に。

胸式呼吸

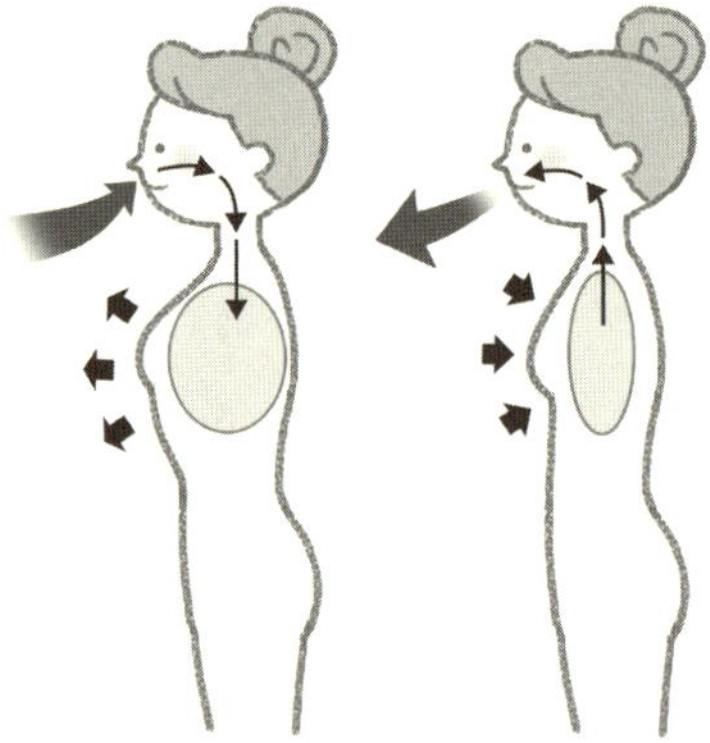

肋骨の間の筋肉、肋間筋によって胸郭を動かし、肺を広げたりしぼめて息を吸ったり吐いたりする。日常的に胸式呼吸ばかりになると浅い呼吸になりやすい。

私は胸郭が固い方には、腹式呼吸と胸式呼吸の両方を行う「連続呼吸」を勧めています。腹式呼吸で心身をリラックスさせ、次に深い胸式呼吸で肋骨を広げると、横隔膜と胸郭全体が動き、交感神経と副交感神経のバランスが整うからです。

深い呼吸は、背骨や肋骨まわりの筋肉を大きく動かします。**呼吸に使われる横隔膜、肋間筋《ろっかんきん》などの筋肉は、肋骨や背骨に付着している**ので、呼吸に合わせて胸郭が大きく動くことになるのです。

内臓のはたらきや血液の流れは、主に自律神経がつかさどっているため、私たちが仮に「よし、いまから胃の動きを活発にさせよう！」と思っても、自分の意思でコントロールすることはまずできません。

ところが唯一、自分の意思で調節できるのが呼吸です。もちろん普段は自分で意識しなくても、自律神経のはたらきで呼吸をしていますが、自分で息を止めたり深い呼吸をしたり、やろうと思えば自在にできます。つまり、無意識にもはたらいてくれるし、意識的にもはたらかすことができるのが呼吸なのです。

いつも忙し過ぎたり、気が張っていたり、常に緊張しているような人は、習慣的に深い呼吸ができなくなっています。しかし自分で意識して深い呼吸をすることで、体にかかっている負担を減らすことができます。深い呼吸をすることで自律神経にはたらきかけ、内臓の調子も整えることが期待できるのです。


私は学校の講演会に招かれたとき、生徒たちによくこんな話をします。

「あなたたちは、お母さんが家のことをやってくれることを当たり前のように思っているかもしれません。でもお母さんに無理がかかって倒れてしまったら、自分で全部やらなければならなくなります。そうなると大変でしょう。だからお母さんだけに負担がかかり過ぎないように、疲れていそうだったら手伝ってあげることが大事です。自律神経というがんばりやのお母さんを助ける手伝いの方法はそんなに難しいことではありません。それは、呼吸に意識を向けてあげることです。

お母さんという自律神経のおかげで、普段呼吸をしていることが当たり前だと思いがちですが、お母さんだって疲れるのです。お母さんのことを思いやり、ときどき自分で意識して深い呼吸をしてあげるだけで、お母さんも休まります。そうやって、自律神経を整えながら自分自身の体にかかる負担も減らしてあげましょう」と。

運動やエクササイズはもちろん大事なことですが、呼吸の方法や意味を知ることだけでも、背骨や内臓、メンタル面への効果が期待できるのです。

胸郭から内臓と自律神経を整える

いつも元気な人でも、ときには自律神経のバランスを崩すことはあるでしょう。自律神経を整える上で、リラックスして心を安定させることはとても大切なことです。そういう必要性を感じた方には、副交感神経にはたらきかけるため、頭部や仙骨を中心に施術することになります。

しかし、自分で行うには、リラックスしようと思ってもなかなかできない方も多いはずです。例えばイライラして眠れないとき、気持ちを鎮めよう鎮めようと思っても、反対に頭が冴えてくるでしょう。その場合は体を動かして適度に疲労させるか、何かほかのことに意識を向けるような行動が必要なこともあります。そうすると、自然に休息モードに入ることができるのです。そして、**あえて交感神経にはたらきかける逆療法的なやり方もときには必要です。**自律神経の波を取り戻すには、そのほうがときとして変化しやすいことがあります。

具体的には、まずエクササイズなどで背骨や肋骨を動かし、筋肉や骨格、呼吸からアクティブな状態を作っていきます。そうすることで、さっきまで疲れすぎて興奮していた状態が変化し、体が楽になるとともに心の緊張もほぐれてくるはずです。

あるとき、とても行動的で性格的にも大らかそうに見える三〇代の女性が、体調不良を訴えて来院しました。聞けば、もともと食欲旺盛なほうなのに、少し前から食欲がまったくないとのこと。しかも理由なく気分が落ち込んで、夜も眠れないといいます。

メンタル面が弱っているときは、背骨に反応が出るのですぐわかります。**自律神経とも密接な背骨と周囲の筋肉が緊張しているということは、体だけでなく心もリラックスできていないということ**です。そこで副交感神経にはたらきかける頭から頸部にかけてと、胃や腸につながる背骨にアプローチしたところ、施術中に「お腹がすいてきました」とすぐに反応があらわれます。翌日には「背骨をメンテナンスしてもらったら、気持ちの状態まで変わってきました」とのうれしい報告もいただきました。

このようなことは何も特別なことではなく、日常的に再現性のあることです。しかしながら、このような経験をさせていただけることに感謝するとともに、まさに即効ともいえる生命の神秘に感動する日々でもあります。

背骨の緊張を解きほぐしていくと、自律神経の乱れからくる不調もおさまってきます。

よく、子どもがパニックになったときなど、よしよしと背中をなでてやると落ち着いてくるでしょう。咳が止まらないときも、自然と人の背中をさすることがあると思います。人は昔から、背中を触ると体や心を鎮める、安心する効果があることを感覚的にわかっていたのかもしれませんね。

背中に自分の手は届きませんが、背骨をねじったり、前屈、後屈、側屈などのエクササイズをすると、胸郭全体が動くので背中にも効いてきます。プロに頼らなくても、胸郭を動かし、呼吸を意識することで普段から自律神経を整え、体をリセットできるのです。これが本書で私の一番いいたいことです。

第二章では、そのためのエクササイズを紹介していますので、今日からさっそくトライしてみてください。

第二章

背骨と自律神経をメンテナンスするエクササイズ

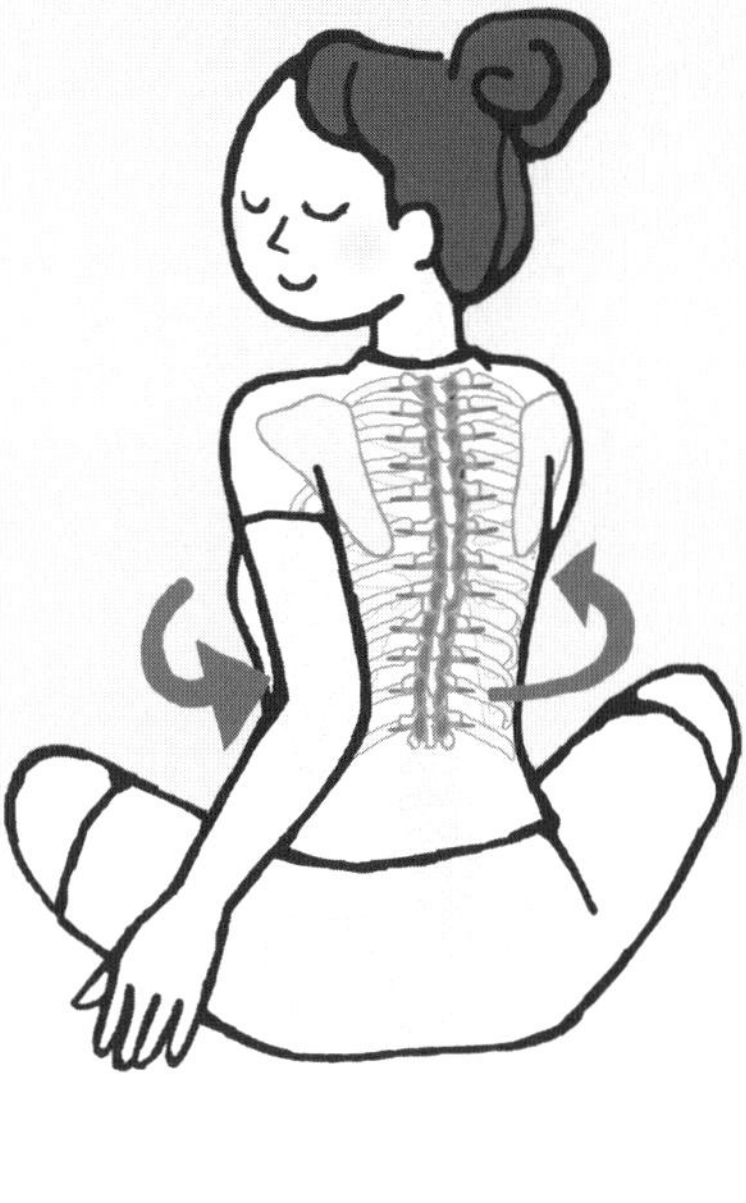

背骨の中でも、なぜ胸椎が大事なのか

背骨の中でも、胸椎がとくに重要だと私は考えています。そして、これは本書の特徴でもあります。

先に述べたように、胸椎と肋骨、そして胸骨で構成される胸郭、その背中側に乗っかるようにある肩甲骨。これらは、内臓や自律神経（交感神経）とも関わりが深く、非常に重要な部分です。

ですから、この章でも胸郭（胸椎、肋骨、胸骨）と肩甲骨を中心としたセルフチェックや、効果的にはたらきかけるエクササイズを紹介していきます。

背骨というと、頸椎や腰椎が注目されがちです。それは、頸椎がくび付近の痛みやこり、上肢の諸症状、そして腰椎が腰の痛みや下肢の諸症状と関わりが深いためでしょう。しかし、頸部や腰の問題も、実は、胸椎が固

まったり不具合があることで、問題を引き起こしているケースも多くあります。つまり頸椎や腰椎には、痛みやこりなどの結果があらわれやすいということです。

もちろん、そのような〝結果〟にアプローチすることも大切です。実際、私がくびの痛み、肩こりや腰痛などを訴えて来院される方を施術する場合も、頸椎、仙骨も含めた腰椎への施術が中心になることもあります。

しかし、裏を返せば、頸椎や腰椎は専門家から施術されるデリケートな部分であり、自分ではアプローチがしにくい場所ともいえます。対して、胸椎は本書でお伝えする「ねじる」ことなどで、自力でのアプローチが比較的容易なのです。

普段から自分で、これから紹介するような胸郭や肩甲骨をケアしていただくことで、さまざまな不調の予防、改善に役立つと自負しています。

Self-Check
自分の可動域をチェックしてみよう

普段から体を動かしていない方は、体がどのくらい凝り固まっているか、どのくらい動くのか、よくわからないものです。

背骨や胸郭のメンテナンスをしていく上で、まず自分の体の状態を知っておくことは何より大切です。

まずは実際に体を動かして、いくつかの簡単なチェックをしてみましょう。呼吸は止めず、普通に鼻呼吸で、リラックスして行ってください。**また、寝て行うチェックは必ず下にマットを敷いてください。**骨が弱っている人は無理をすると骨折する可能性もありますので、できる範囲でけっこうです。

□ ツイストチェック（座って体をねじる）

最初	二回目	三回目
□（　月　日）	□（　月　日）	□（　月　日）

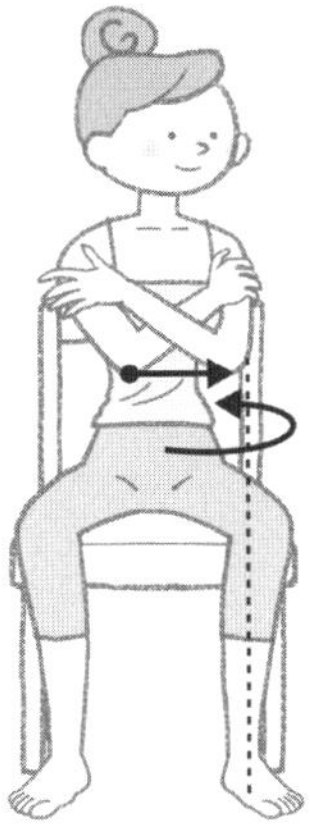

①椅子に座って、足は腰幅に開いた状態にします。

②腕をクロスして、おへそは正面を向いたまま上体を左にねじります。反対側も同じようにやってみます。

✓ここをチェック！

そのとき右のひじが左足のラインまでくるかどうかをチェックしてみてください。右ひじが、左足の内側のラインまで届かないようなら黄色信号。**胸郭が凝り固まっている可能性**があります。

□ 側屈チェック

最初	二回目	三回目
□（　月　日）	□（　月　日）	□（　月　日）

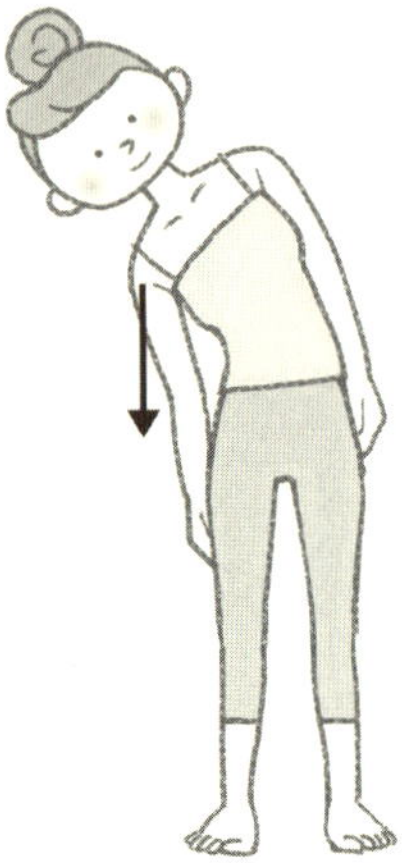

①足を腰幅に開いて立ちます（できれば鏡の前で）。

②肩を前に突き出さないように、右肩を下げます。このとき反対側の肩を上げないこと。腰をそらさず、手は太ももの横のラインに沿って下げます。反対側も同様にやってみます。

✓ここをチェック！

手の先がひざの上あたりまで、15センチくらい下がればOKです。左右で差がないかどうかもチェックしましょう。もし左右差が著しければ、**胸椎から腰椎にかけて左右の筋肉の緊張度に大きな差がある可能性**があります（側弯症の方は除く）。

□ 両手後ろ組みチェック

最初	二回目	三回目
□（　月　日）	□（　月　日）	□（　月　日）

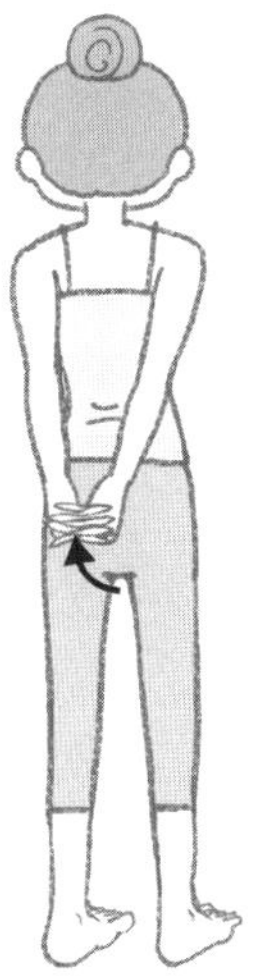

①両手を後ろで組みます。

②お腹を前に出さないようにして、腕がそのまま少し上げられるか、肩甲骨が内側に寄るかどうかをチェックします。

✔ここをチェック！

肩甲骨を内側に寄せたとき、背中に違和感はありませんか。もし、背中に違和感を感じたり、肩甲骨が寄り合う感覚がなければ、**肩甲骨と胸郭の動きが大きく制限されている可能性**があります。

□ 抱え込みチェック

最初	二回目	三回目
□（　月　日）	□（　月　日）	□（　月　日）

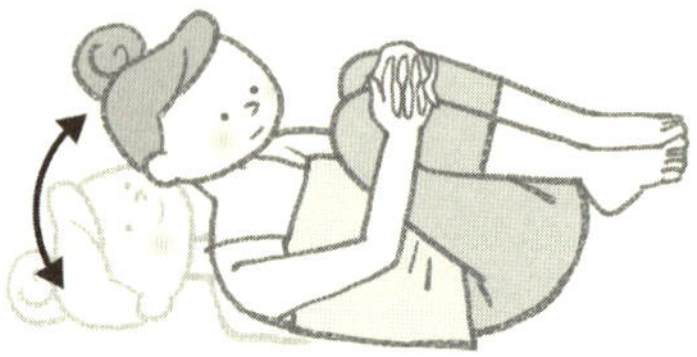

①マットを敷いた上にあおむけで寝て、ひざを抱え込みます。

②反動をつけないでくびをゆっくり起こし、戻します。

✓ここをチェック！

このとき背中の当たっている部分が痛くありませんか。体を戻すときも背中の当たり具合に違和感がないかどうかをチェックしましょう。もし痛みを感じた場合はすぐに中止してください。背骨の感覚が1つ1つ滑らかに感じられないか、間隔をあけてガクンガクンとなるようでしたら、**胸椎の"中部"から"下部"にかけての関節の動きに制限があるか、または、周囲の筋肉に過剰な緊張がみられる可能性**があります。

□ ブリッジチェック

最初	二回目	三回目
□（　月　日）	□（　月　日）	□（　月　日）

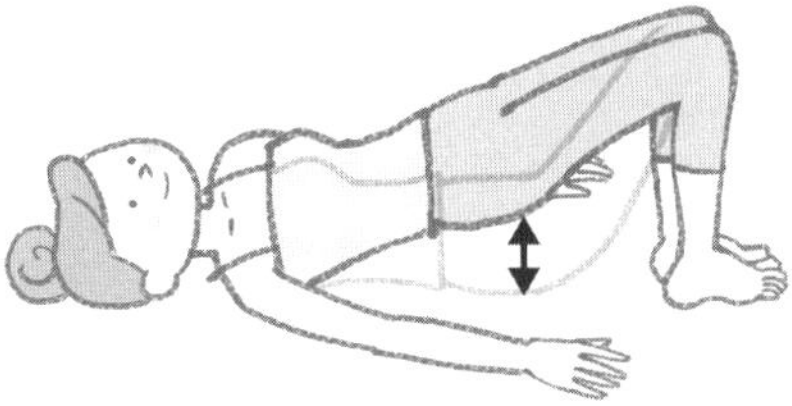

①マットを敷いた上にあおむけに寝て、手は下に置いたまま少しずつゆっくりとお尻を浮かしていきます。

②ゆっくりと少しずつ元に戻します。

✓ここをチェック！

お尻を浮かせて戻すとき胸椎に違和感がないかどうかをチェックしてください。もし痛みを感じた場合はすぐに中止してください。背骨の感覚が１つ１つ滑らかに感じられないか、間隔をあけてガクンガクンとなるようでしたら、**胸椎の“上部”から“中部”にかけての関節の動きに制限があるか、または、周囲の筋肉に過剰な緊張がみられる可能性**があります。

□ 立位壁チェック

最初	二回目	三回目
□（　月　日）	□（　月　日）	□（　月　日）

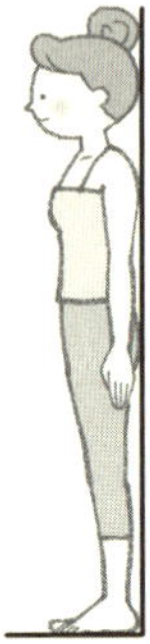

①背中を壁につけて立ちます。

②背中、肩、お尻が壁についている状態で、後頭部も壁についていますか。

✓ここをチェック！

普段の姿勢をチェックするテストです。後頭部や肩が壁につき、腰もあまり離れていなければOKです。極端に後頭部と壁の間に5センチ以上の差がある場合は、**頭が前方に位置しながら胸椎が後弯している可能性**があります。同様に腰（腰椎）と壁の間に握りこぶし1個半以上のスペースがある場合は、**腰椎が過剰に前弯している可能性**があります。腰椎の間に手のひらが入らないほどスペースがない場合は、**腰椎がフラットまたは後弯している可能性**が考えられます。

どうでしょう。左右どちらか側だけ動きが悪い。一か所だけ痛いということはありませんか。ちょっとキツいなと思った方は、胸郭や肩甲骨が固くなっている可能性があります。

でもご安心ください。

この章でご紹介するエクササイズを、毎日少しずつやっていくことで、個人差はありますが、体がスムーズに動くようになってくるでしょう。そして「最初にチェックしたときはできなかったのに!」と、自分で驚くこともあるかもしれません。

その日のために、本書のチェックボックスを活用するか、今回のテストで痛かったところ、できなかったことを日付入りでノートにメモしておいてはどうでしょう。それも一つの励みになると思います。

まとめ 筋肉を解きほぐして可動域を広げる

背骨を支えているのは筋肉です。胸郭や肩甲骨のまわりも筋肉が張り巡らされています。これらの筋肉が凝り固まっていると、関節の動きはもちろん、内臓が自由に動くスペースも妨げられます。

第一章で説明したように、筋肉が固まるのは、内臓やメンタルが緊張状態であったり、骨格にゆがみなどの不具合があることで、そこを補正しようとするためです。

それに加え、筋肉には「さぼり癖」があります。本来は伸びたり縮んだりできるのに、動かさないでいるとさぼって伸びることも、いざというときに縮むこともできなくなる傾向があるのです。風邪などで数日寝込んだだけで、体全体の筋力が落ちた感じがするのもこのためです。

筋肉が固まってくると、筋力が低下しますが、小さな筋肉に力がなくなっている段階では、あまり気づきません。しかし力のかかり方がアンバランスになっていることはたしかなので、何かの拍子に痛めてしまいがちです。

加えて、対になってはたらく二つの筋肉のうち、一方の筋力が低下していると、もう片方の筋肉が過剰に緊張するというような現象が起きることがあります。それが原因となりケガにつながることもあるのです。

そうなってしまう前に、日頃から筋肉のメンテナンスをし、使わなくなっている関節を動かして筋肉を使い、鍛えておくと、あらゆる不調の予防に役立ちます。それが背骨の安定性を保ち、可動域を広げることにもつながるのです。

さらに背骨のクッションとなっている椎間板には血管による栄養供給がありません。スポンジが水を吸収するようにまわりの組織液から栄養を吸収するのですが、動かないでじっとしていれば椎間板には体液が流れず栄養が行き渡りません。そのうちに厚みがなくなったり偏りが生じ、トラブルの元となります。

しかし背骨を無理なく動かしてから休むと、寝ている間に体液を吸収して椎間板の厚みが増します。朝、身長が少し高くなっているのはこの原理ですが、椎間板がみずみずしいほどその差がはっきりあらわれるといえるでしょう。

運動することで血液循環も促され、骨や筋肉が健康的に維持されるのです。

ま Warming-Up まずはウォーミングアップから

肩の上げ下げ

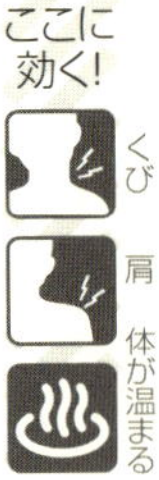

いきなり体を動かすと、逆に痛めてしまうことがあるので、まず「肩の上げ下げ」で体を温め、上半身をほぐしていきましょう。

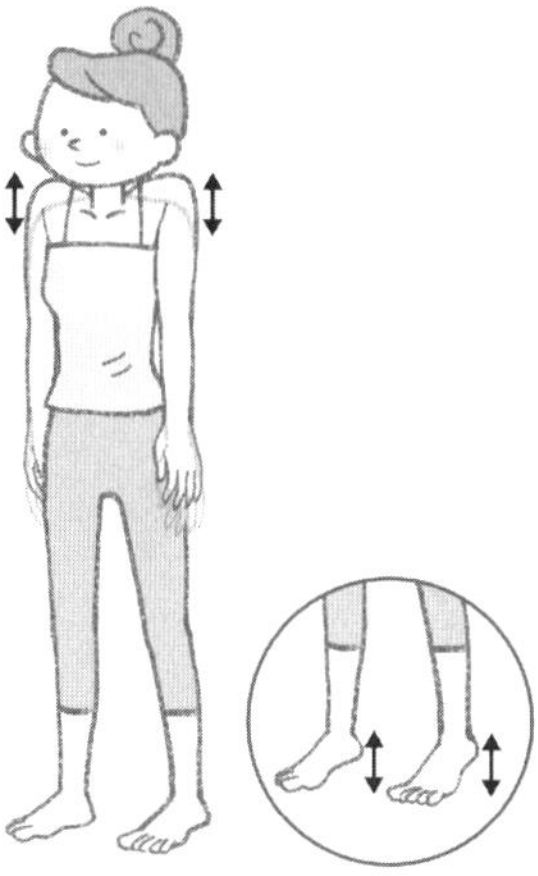

①腕の力を完全に抜いて、肩を上げ下げします。ただしゆっくりではなく、素早く、1秒に2～3回上げ下げするくらいのペースで行います。目安としては30秒～1分くらい続けると体が温まってくるでしょう。

感覚がつかみにくければ、同時に軽くつま先立ちにして、かかとを上下させてもいいでしょう。慣れてくると肩だけ上下に動かせるはずです。

普段から肩が上がり気味の人は、肩が下がる感覚がわかると思います。これだけでけっこう体が温まってきます。女性は冷え性の人が多く、肩も緊張している傾向があります。**ウォーミングアップのときだけでなく、手が冷たい、肩がこったと思うときにもやってみてください。**血流が促され、体にたまった疲れも緩和されます。

Exercise 簡単エクササイズ

□ Exercise-1 背骨をねじる

背骨ねじり＝ウォール・ツイスト

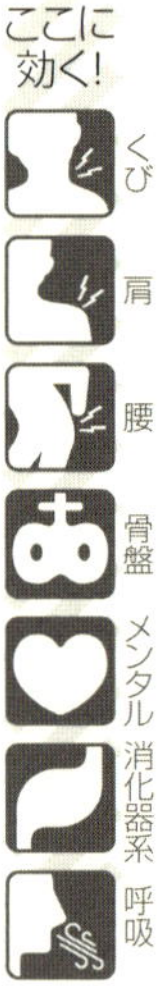

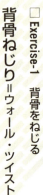

ここに効く!
くび
肩
腰
骨盤
メンタル
消化器系
呼吸

背骨の、主に胸椎をねじるストレッチです。ウォールは壁の意味。日頃の生活であまり体をねじることはありませんが、壁を使うと無理なくでき、**背骨の老化を防ぐイチオシの方法です。**

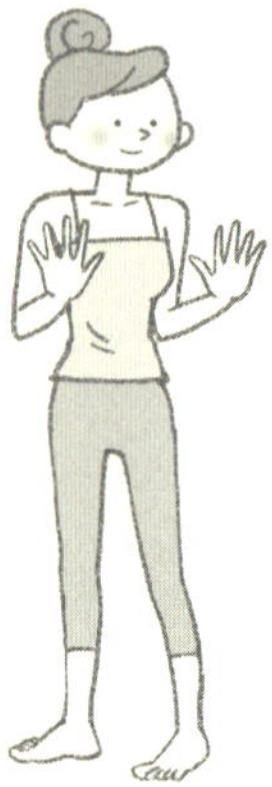

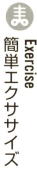

①壁を背にし、20～30㎝離れて立ち、両足を腰幅に開きます。右足を壁と平行にし、左足は斜め45度内側に向け、両手を胸の前で広げます。

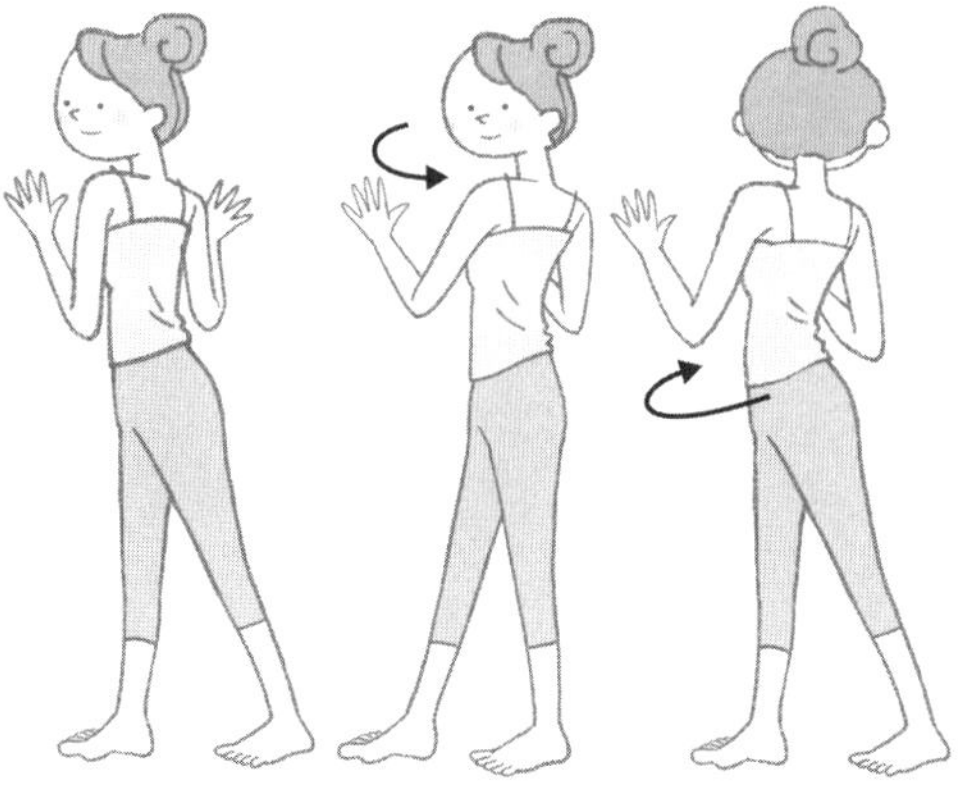

②この状態で上体を右側にねじり、両手を壁にタッチ。くびも右回りに向けるところまで回します。

③次に顔を左に戻します。

④頭と壁を並行にして上体を壁のほうに倒していきます。ここで壁に体重をかけたまま、自然な呼吸を3~5回。反対側もやっていきましょう。

左右二セットずつを目安にしてください。

肩甲骨が内転するように動き、背骨が回旋するとともに、側屈します。加えて、

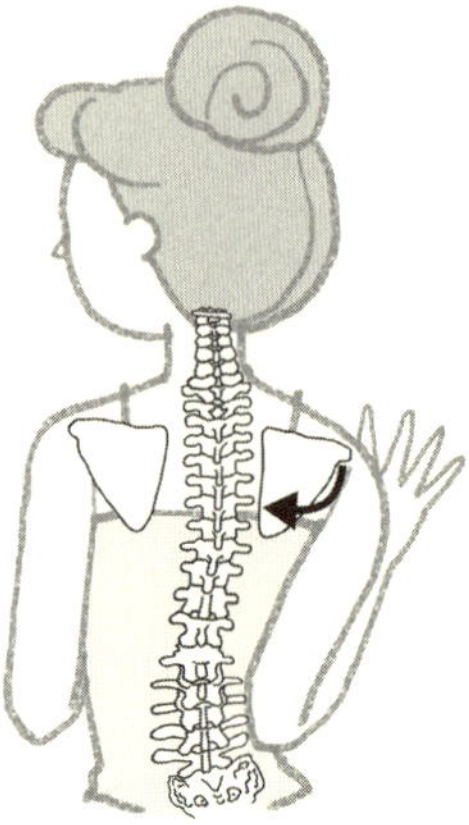

胸の筋肉（大胸筋など）と同時に脇から背中にかけての筋肉（前鋸筋《ぜんきょきん》や広背筋《こうはいきん》）が伸びて、肋骨の緊張も緩和されます。壁に手をつくことで、安定しながら無理なくストレッチをすることが可能です。

❖注意ポイント

手は自分の胸の高さでやること。肘を上げ過ぎたり下げ過ぎたりすると痛める原因に！　肘や手、肩に痛みがある方はすぐに中止するようにしてください。

背骨ねじりは、体質改善にも効果あり！

背骨ねじりは、普段固まりやすい肩甲骨の動きをスムーズにし、背骨の小さな動きを誘導できるので、肩こり、腰痛、胃腸のトラブルの改善を促します。

また肩甲骨の周辺はストレスで緊張しやすいところなので、ここをほぐすと呼吸が楽になり、自律神経やメンタル面にもよい効果をもたらします。

つまり背骨をねじると、次のようなメリットが期待できるのです！

- 筋肉がほぐれ、こりがあらわれにくくなる
- 骨が動きやすくなり、痛みも改善
- 呼吸が楽になる
- 内臓のはたらきがよくなる
- 体液循環がよくなる
- 自律神経が調整される
- 心が安定する

これはぜひ習慣にしていただきたいエクササイズです！

□ Exercise-2 カンタン背骨ねじり

椅子を使った背骨ねじり＝ウォール・ツイスト

ここに効く!
くび
肩
メンタル
消化器系
呼吸

足腰に自信のない人は、椅子に座って背骨をねじってみましょう。デスクワークの合間や、テレビを見ながらでも、手軽にできます。

①足はやや広めに開き、椅子の背もたれを両手でつかんで、右後ろを向きます。おへそはできるだけ真正面を向いて、腰はねじらないように。

②次に、顔だけ正面に戻します。3〜5回呼吸をしていきます。左側も同様に行いましょう。

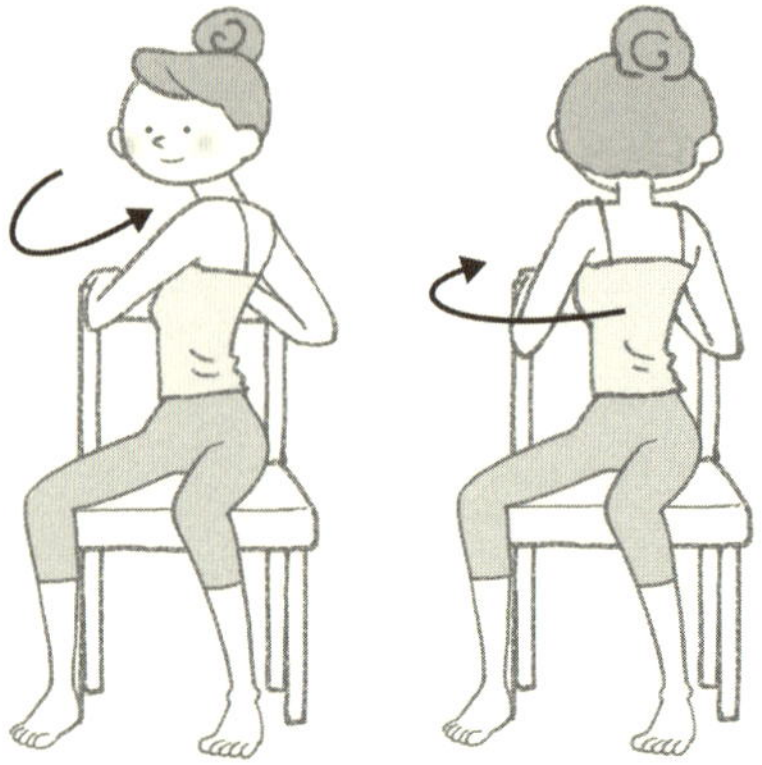

□ Exercise-3　肩甲骨をもっと動かす

肩甲骨エクササイズ①～③

肩甲骨をさまざまな方向に動かします。背中を伸ばしたり丸めたり、反らしたりすることで、普段縮みがちな胸が開き、肋骨や胸椎、胸郭の中の内臓も動きやすくなります。

肩甲骨エクササイズ①

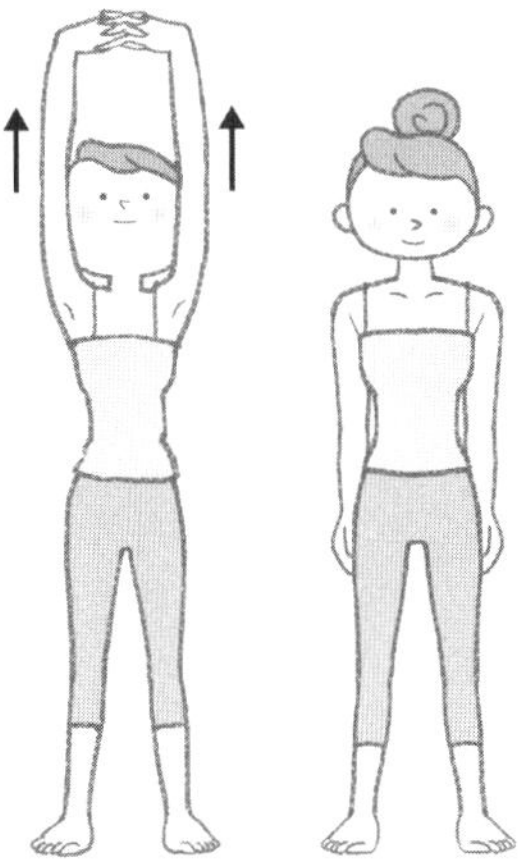

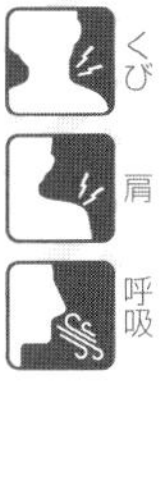

①足は肩幅くらいに開き、頭の上で手を組んで上にあげていきます。

肩甲骨エクササイズ②

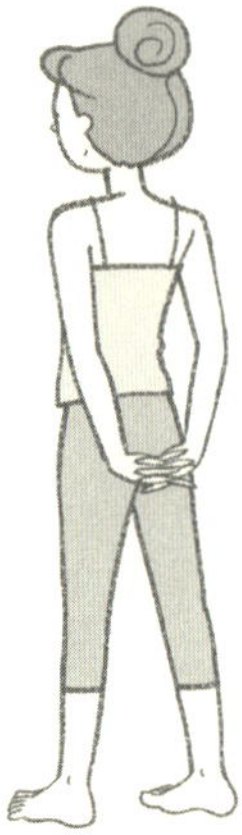

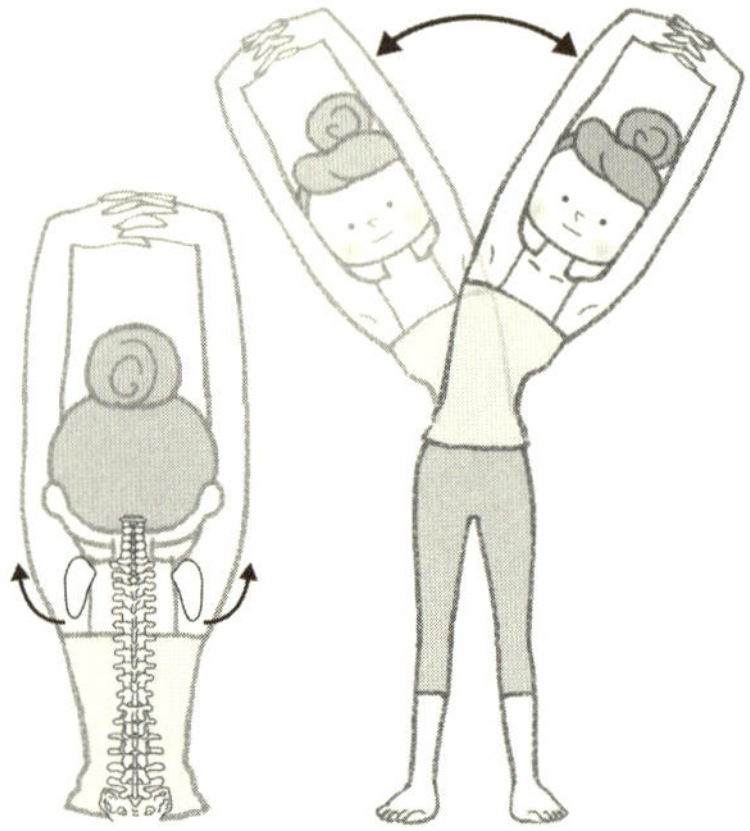

①足は肩幅くらいに開き、腰の後ろで手を組みます。軽くあごを引くイメージで。

②息を吐きながら、体を右に倒し、吸いながら正面へ。同じように左側も。

③肩を上げることより、肩甲骨を外側に開いて体側を伸ばすように意識しましょう。

ここに効く!

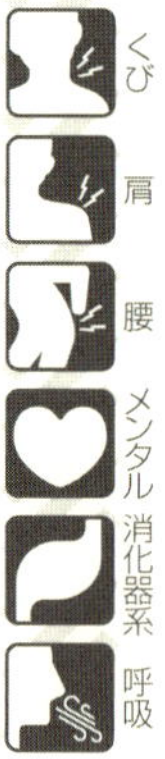

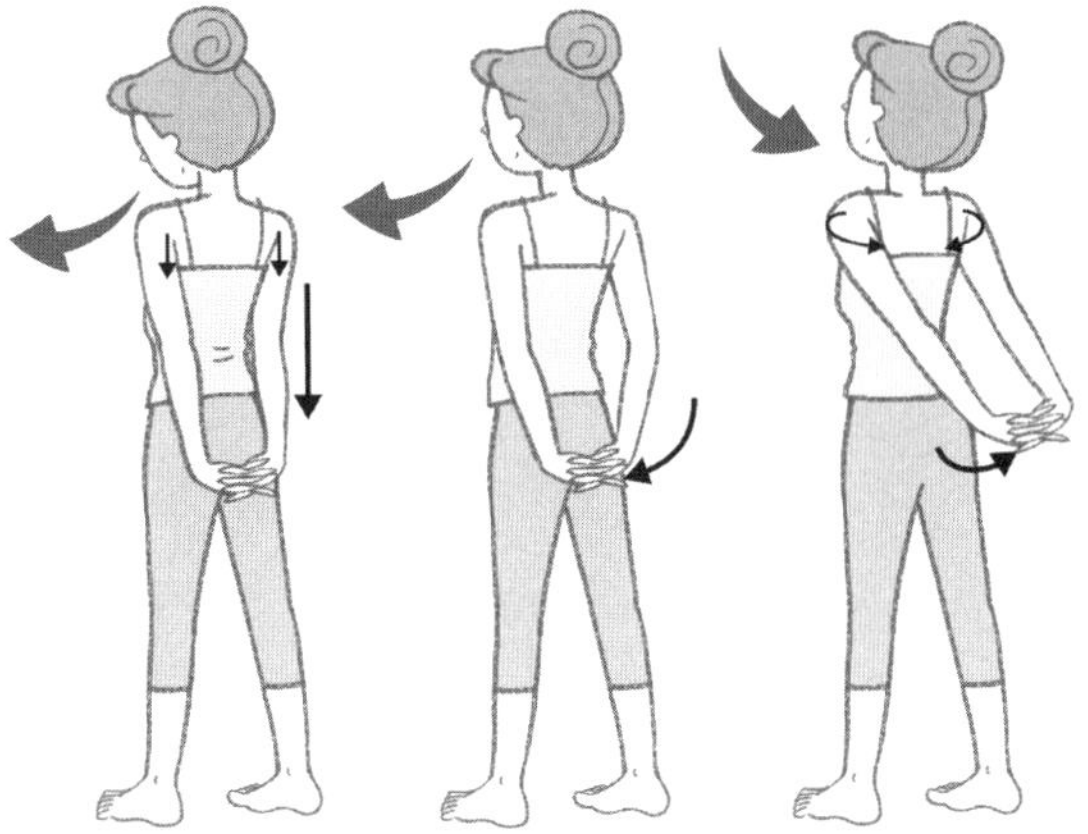

②息を吸いながら肩甲骨を内側に寄せて、組んだ手を斜め後ろに伸ばしていきます。そして息を吸いながら手を少し上げて上を向きましょう。

③息を吐きながら組んだ手をゆっくり下ろし顔を正面に戻します。

④息を吸い、吐きながら、肩甲骨を下げるように意識します。

❖注意ポイント

単純にあごを上に向けるのではなく、あごを引き気味にすることで胸椎が伸びます。あごを上げるだけだとアプローチする部分が変わってくるので、ご注意を。

肩甲骨エクササイズ③

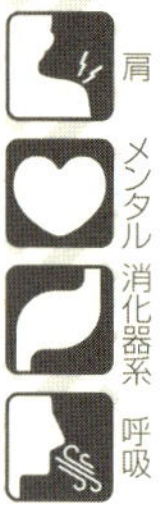

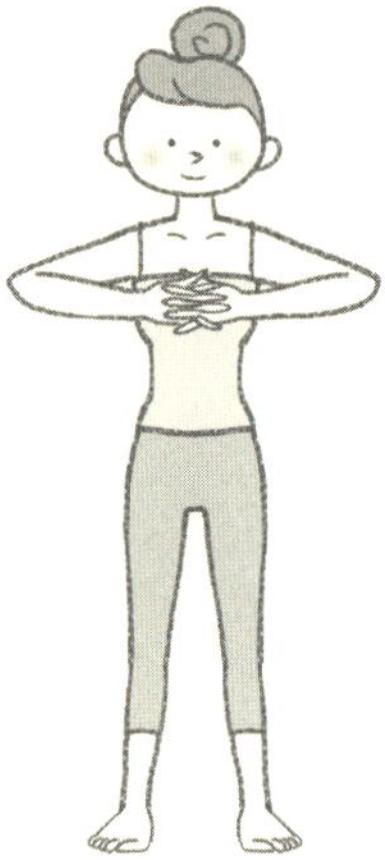

①肘を曲げた状態で、両手を胸の前で組みます。

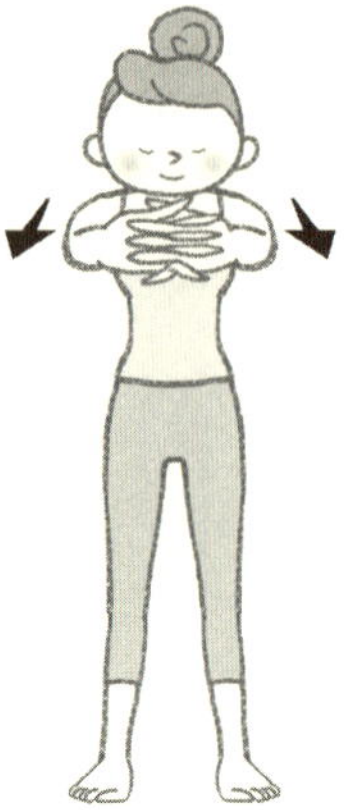

②組んだ手を前に押し出します。

③このとき肋骨を動かすイメージで背中を丸め、肩甲骨を外に広げるようにします。

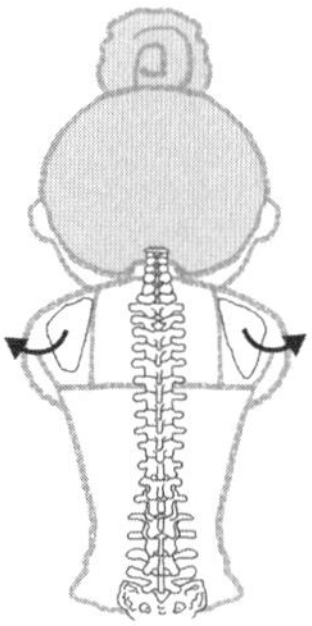

このストレッチは、胸椎が反り気味の人にもおすすめ。

肩甲骨のはたらきは、上肢下肢に影響する

肩甲骨は鎖骨とつながっているだけで、肋骨の上に浮いているようなものですが、いろいろな筋肉によってまわりから引っ張られることで安定し、バランスが保たれています。

肩甲骨は胸椎の一番から七番あたりに位置するため、肺や心臓との関わりも深く、肩甲骨の間が刺激されると内臓や自律神経の調整にも効果が期待で

きます。また肩甲骨周辺の筋肉は背骨にもつながっていて、そこがほぐれると、腰痛、肩こり、くびの痛みなど、もろもろの不調改善にもつながっていくのです。

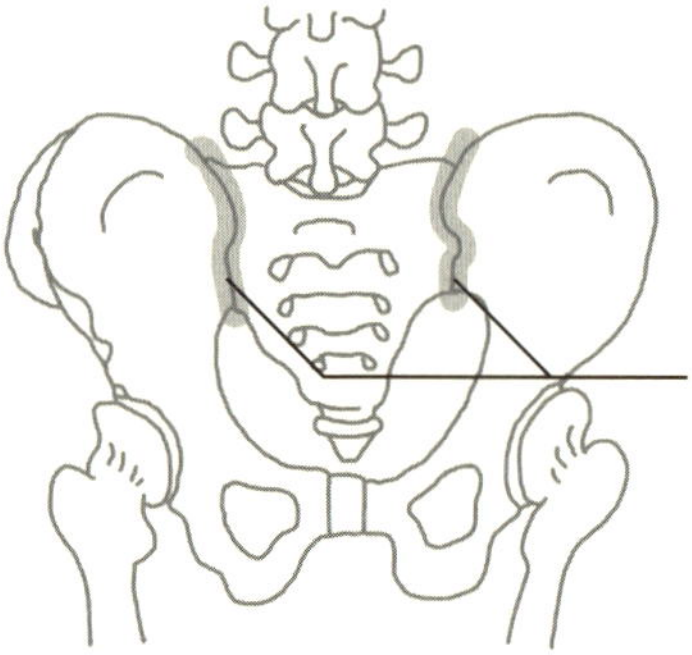

さらに、**肩甲骨の内側縁あたりは、骨盤の仙腸関節《せんちょうかんせつ》という部分と相関関係がある**と私は考えています。つまり、上半身の仙腸関節にあたる役割が肩甲骨の内側です。そこには中国医学における重要なツボもあり、この部分に問題があると下肢への影響もあらわれることがあります。また、反対に肩甲骨周辺を整えることで、下肢の痛みが改善されることもあるのです。そのほかにも、肩甲骨の内側のポイ

ントはさまざまな症状との関わりがあるところです。詳しくは第四章でみていきましょう。

鎖骨下のマッサージも効果的

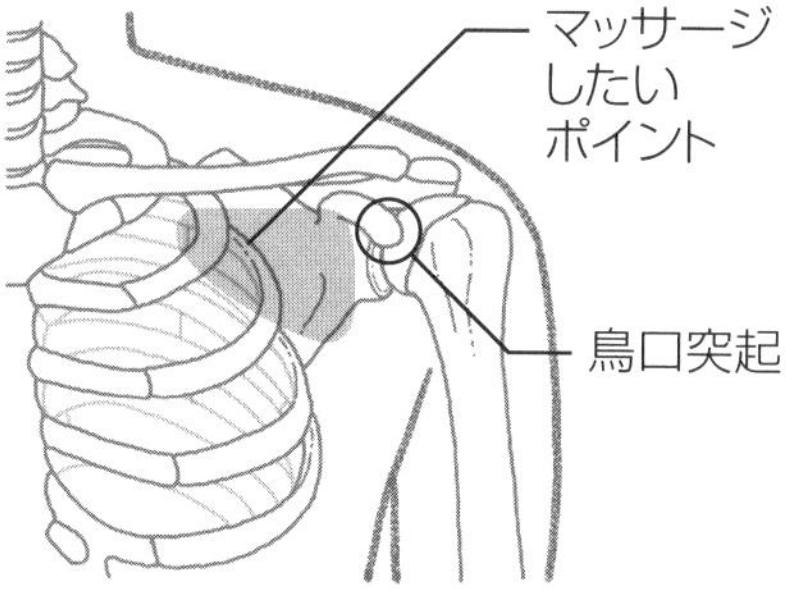

肩甲骨のエクササイズと一緒に、肩甲骨につながる場所のマッサージをすると、さらに効果が上がります。その場所は、鎖骨の下のくぼみにあります。ただし、肩甲骨の先端部分である「烏口《うこう》突起」は筋肉の腱が付着し、デリケートな部位なので触れてはいけません。名前のごとく鳥の口ばしのように突出している部分

です。

ちなみに、この鎖骨の下にあるポイントを刺激することで、前方に巻き込んだ肩と肩甲骨の位置が矯正され、姿勢もよくなります。さらには、頭の位置も変わるので、くびや肩のこりにも効果が期待できるのです。

□ Exercise-4 肋骨を動かす

肋骨エクササイズ

ここに効く!

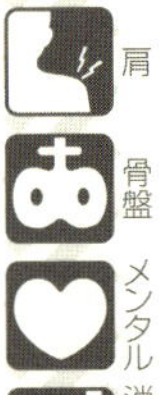

肋骨を動きやすくすると、呼吸が楽になり、内臓のはたらきも活発になります。寝返りする感覚で肩甲骨を外側に引っ張り、肋骨を開いていくように行いましょう。けが防止のため、必ずマットを下に敷いてください。枕をすると楽に行えます。

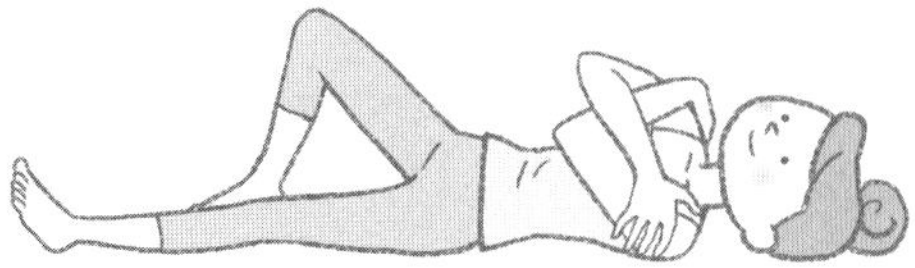

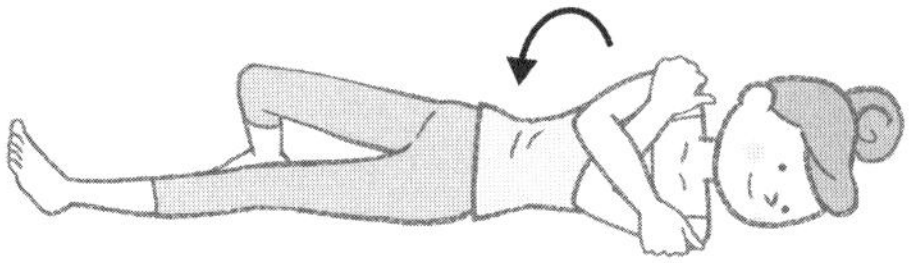

①あおむけに寝て右ひざを立てます。左手で右の肩をつかみます。

②右手で左の上腕をつかみ、腕を胸の前でクロス。体を抱きしめる感じです。

③そのままゆっくりと体を左側に倒していきます。同じ方向に3回～5回繰り返し、次に反対側も3回～5回繰り返します。

消化器系や呼吸器系に慢性的な症状を抱えていたり、元気が出ないという人は、肋骨角《ろっこつかく》のあたりが凝り固まっているものです。肋骨のまわりの筋肉が固まっていると呼吸が浅くなり、自律神経もアンバランスになりがちです。また、胸椎が後屈しているのは緊張状態にある証拠で、交感神経のスイッチが入ったままになっているのかもしれません。このストレッチをすると肩甲骨と肋骨角が開き、硬直していた筋肉と関節部分が動くようになります。エクササイズとともに、深く呼吸する習慣もつけるようにしましょう。

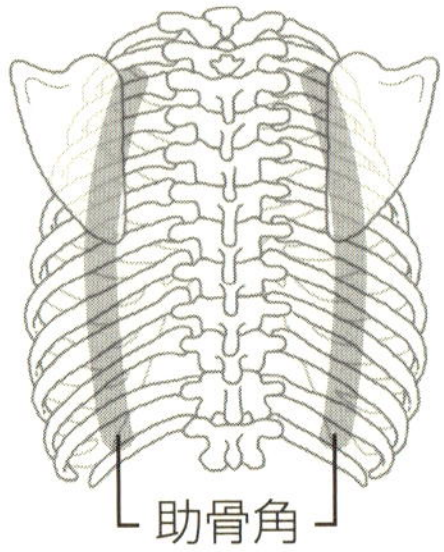

□Exercise-5　朝はこれでスッキリ!
寝ながら背中ねじり=スパイナル・ツイスト

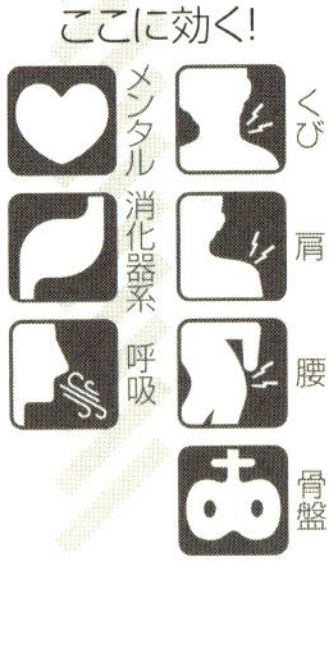

スパイナルとは、背骨の意味。朝起きたとき、凝り固まっている背骨まわりをほぐしてあげましょう。休憩するときにやるのもOK。胸を開くのが目的で、気持ちよく活動するためのストレッチと考えてください。必ずマットの上でやりましょう。無理に股関節や腰椎をねじりすぎたりすると傷めることがあるの

で、やり過ぎは注意してください。

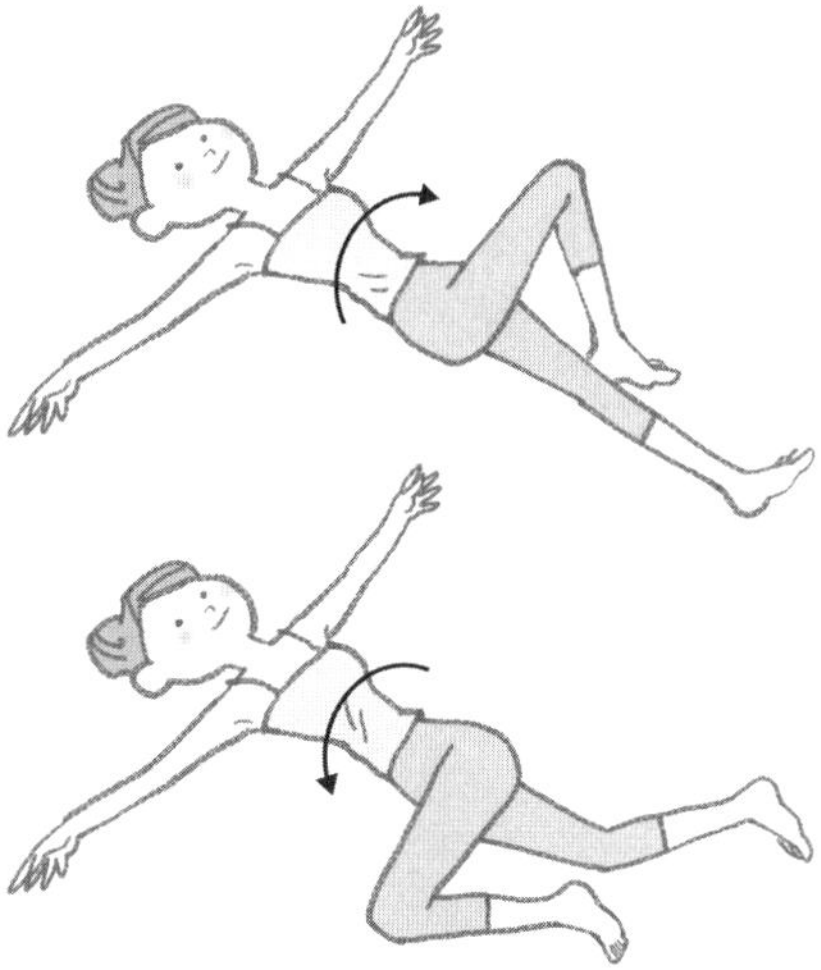

①あおむけに寝て、両腕を左右に広げます。

②左ひざを立て、右側に向かって倒します。そのまま3～5呼吸。足を無理やり倒す必要はなく、胸郭を開くことを意識すること。反対側も同様にします。

お尻の筋肉も伸び、体全体のこわばりも解消。体が柔らかい人は、倒した左ひざに右手をタッチします。これは無理にやらないように。

□ Exercise-6 もう少し筋肉にはたらきかけたいときは

前屈運動

ここに効く!

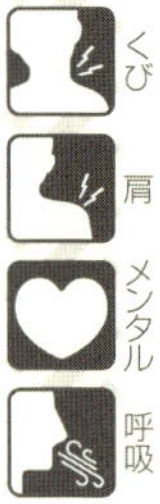

体メンテナンスのストレッチに慣れてきて、少し物足りなさを感じたら、前屈運動で背中と股関節を動かしてみましょう。体の緊張をとって、血流を促す効果もあります。ただし、血圧の高い人やめまいがある人、不整脈など心臓に心配のある人はやらないようにしてください。

②は足をある程度開いたほうが楽にできます。前腿に力を入れることで後腿（ハムストリング）も伸びやすくなり、股関節の柔軟性が増します。また、重力を利用して肩甲骨や胸郭の緊張もゆるんできます。③のストレッチは、体の緊張を抜くのに効果的。体がゆるみ、血流がよくなります。

前屈したとき、背中から首にかけて詰まりを感じたら、胸郭が固くなっている可能性があります。

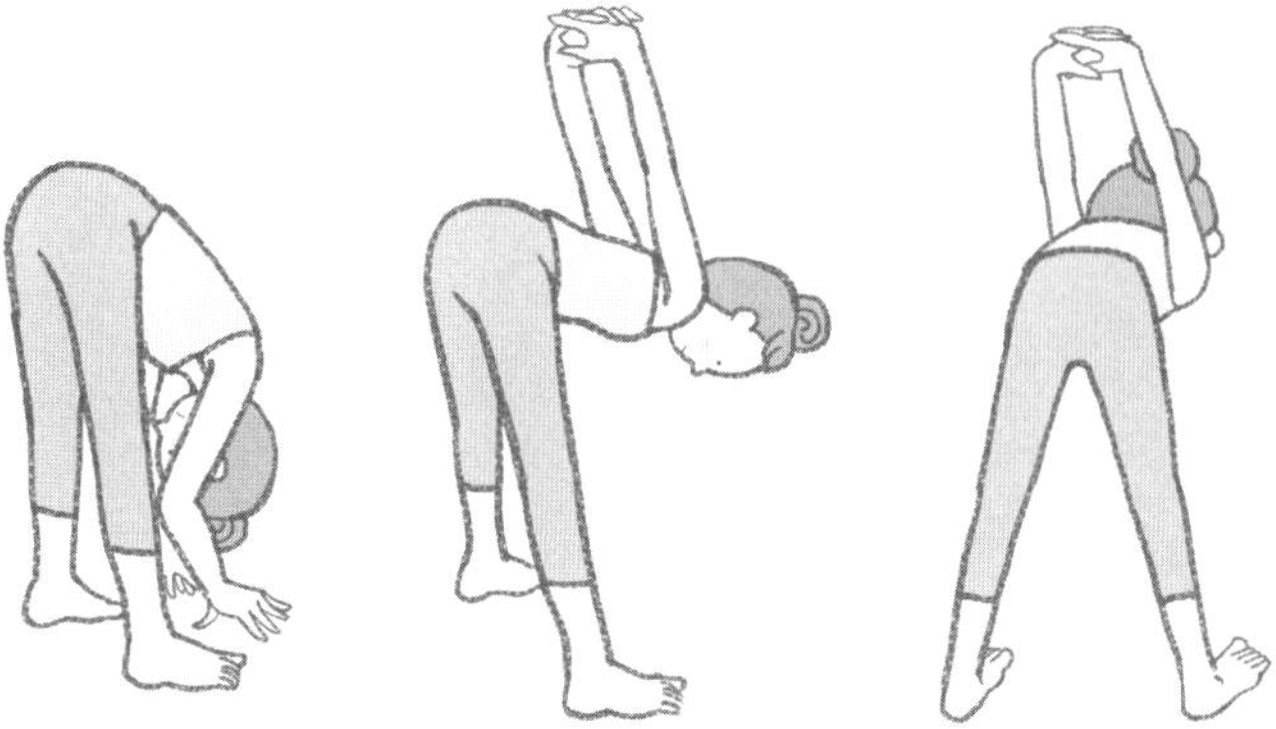

①足を大きく開いて立ち、手は後ろで組みます。そのままゆっくりと上体を前に倒します。

②背骨のラインを固定した状態で、まずは股関節をつかって前屈し、それからゆっくりと上体を倒していきます。

③次に手を前にして前屈。手はだらーんと前に下ろし、力を抜いてしばらく静止。その状態で3～5回ゆっくり深く呼吸します。このとき、背中の胸椎部分が伸びているのを感じてみましょう。手は無理して床につけなくてもOKです。

□ Exercise-7　足の筋肉を鍛えたい

骨盤ゆるめ

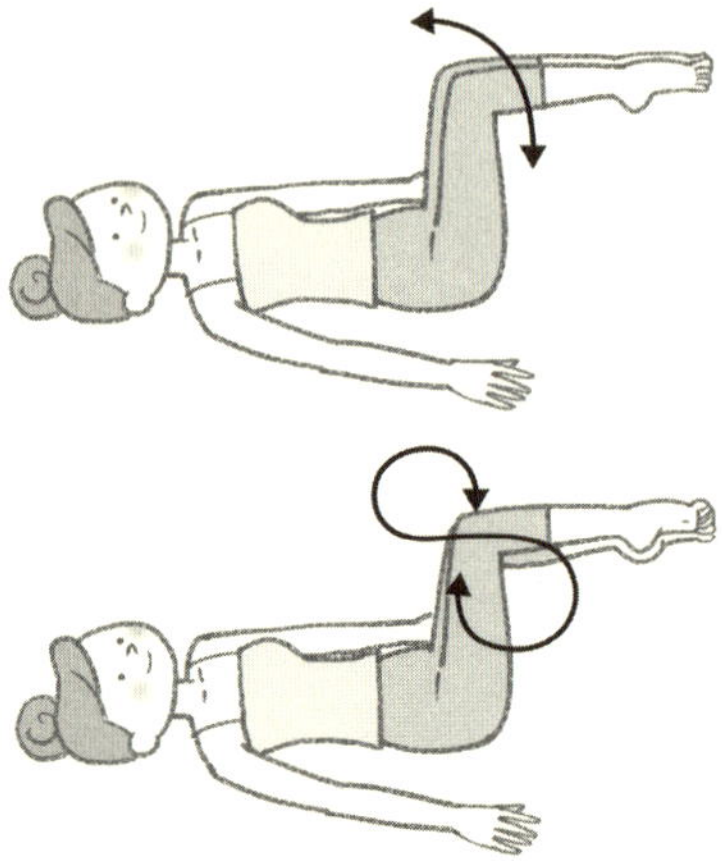

ここに効く！

①あおむけに寝て、手のひらを下に手は置いたまま股関節とひざを90度に曲げて左右に揺らします。リズミカルに大きめに揺らすのがポイント。

②次に足を8の字に右回り、左回りにまわします。股関節は自分にできる範囲で小さめに動かす程度に。

骨盤と足をつないでいる股関節と、骨盤と背骨をつないでいる仙腸関節をゆるめることにより、関節の動きを高めながら、腰痛にも効果のあるエクササイズです。朝起きがけに、「寝ながら背骨ねじり（スパイナル・ツイスト）」と合わせて行ってもいいでしょう。

仙骨は後頭部とつながっているため、脳脊髄液の循環がよくなると、気持ちの面でもリラックス効果が期待できます。また副交感神経のはたらきが活性化するので、排便やホルモンバランスの改善にもつながります。

エクササイズで、正常な感覚を取り戻す

背骨が凝り固まっていると、本来の感覚がわからなくなる方が多いようです。私が施術しても、軽く押しただけで過敏なほど痛みを訴える方と、反対に、何をしても痛みをまったく感じないという方がいます。

これは、**脳に正しい信号が送られていないことが考えられます。**背骨の関節

には感覚のレセプター（受容体）が存在し、本来の背骨の位置や動き、引っ張られぐあいなどを感知することができます。しかし、背骨の関節に歪みや緊張状態が続くと、レセプターのはたらきがうまくいかず、感覚が鈍くなってしまうのです。これは関節だけでなく、異常に緊張した筋肉にもいえることです。それはつまり、脳に正しい感覚が伝わらなくなってしまうことを意味します。

感覚が異常だと何が問題になるでしょうか？　例えていうと、私たちの日常生活で、贈り物をいただいたときは、本来なら「ありがとう」というべきところ、「なぜもらわなくちゃならないんですか」「あれ？　なんなの？」とおかしな反応をしてしまうようなもの。

教師がどんなにわかりやすい教え方をしても、生徒に聞く意志ややる気がなければ伝わらないのと似ています。脳も間違った解釈と反応をしてしまうのです。もし、正しい感覚が伝われば、脳は本来の解釈と反応をするので、自然治癒力によって、自然と体が修復に向かうようなことが起こります。

一方で、仮に自分では痛さを感じていなくても、不快な感覚が脳に伝わるため、常に興奮状態となって脳にストレスを与えることになっていることもあります。それが不眠や疲労感というような症状となってあらわれるのです。

エクササイズをする目的は、骨や筋肉の動きをよくして緊張をとるためと、もう一つ、感覚を正常な状態にするためと思ってやってください。ちょっと張っているなとか、少し痛いなといった異常を感じる感覚が大切です。ただし、無理はしないこと。少しでも関節を本来の動くべき方向に動かしてあげれば、十分に刺激は伝わります。

そして、エクササイズをしていると、本来の感覚が戻ってきます。感覚がニュートラルになると、脳が不調をすぐキャッチし、体になんらかのサインを出してきます。それを察知できてこそ、大きな病気予防にもつながるのです。

ま 体を動かすと、体の中にスペースができる

胸郭をエクササイズすると、血液循環がスムーズになり、内臓や神経に栄養が行き渡るのはもちろん、圧迫されて動きにくくなっている内臓と内臓の間にスペースを作ることができます。

胸郭の中には内臓同士がくっつき合って収まっていますが、**胸郭や筋肉を動かしていくことで、ぎゅうぎゅうの満員電車に少しすき間が生まれるような感じになり、内臓が動きやすくなるのです。**

子どもの教育でもそうですが、なんでも親の思う通りにがんじがらめにしても、子どもの才能が開花しないことがあります。ある程度のしつけや教育に加え、その中で自由な発想や行動を与えられると、子どもの将来はますます明るいものになるのではないでしょうか?

先に述べた通り、胸郭や筋肉が固くなって動きが悪くなると、内臓が締めつけられ、それが自律神経にも影響して不調を招きます。親が子どもを縛りつけてばかりいると、耐えきれなくなった子どもはいつかパンクしてしまいますよね。

しかし自由に動ける環境を作ると、イキイキとしてくる。内臓も、フリーに動けるようなスペースを作ってあげることで、内臓本来のはたらきを発揮することができます。

胸郭や肩甲骨のエクササイズは、実はそういう効果もあるのです。

胸にアプローチすると、背中にも効果が

「デコルテ」という言葉をご存知ですか。

女性は、正礼装のドレス「ローブ・デコルテ＊」や、むくみを取る美容術「デ

＊襟を大きく開け、肩や背をあらわにしたイブニングドレス。

コルテ・マッサージ」などで聞いたことがあるかもしれませんね。デコルテとは、首から胸元にかけてを指す言葉です。

そのデコルテにあたる鎖骨の下をもみほぐすと、胸郭の緊張を取り、呼吸もしやすくなります（次ページ参照）。ということは、心をリラックスさせる効果も大。またこの部分は中医学で胃腸にもつながっているので、胃腸の調子を整えることもできます。

おもしろいことに、デコルテをメンテナンスすると、デコルテの裏側の背中にも効果があらわれます。背中といっても広いので、ここでは「裏デコルテ」と呼ぶことにしましょう。

例えば裏デコルテにシミのある人は、胸郭が固くなっていることが多く、ス

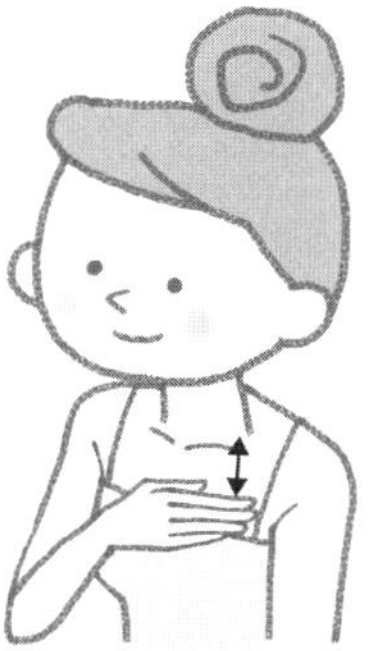

①鎖骨の下、やや盛り上がったところに手をあてる。81ページと同じ場所

②上下にスジを切るようにさする。助骨があるので強く押しすぎないように。円を描くようにやってもOK

トレスのある人は裏デコルテに吹き出物が出やすいようです。

ところが、表デコルテをマッサージして固さをほぐしてやると、裏デコルテにあたる胸椎周辺の筋肉のこりもほぐれ、背中の肌トラブルにもいい効果が期待できるのです。お風呂上りなどにぜひお試しください。

ま 理想的な姿勢とは?

どんなにいい運動やエクササイズをしても、日頃の暮らし方次第でその効果が台無しになってしまうこともあります。不規則な生活、栄養バランス、オーバーワークなどに加え、普段の姿勢も気にしていただきたいところです。

では、いい姿勢とはどういう姿勢でしょうか。

背中をぴんと伸ばした姿勢は美しく見えます。しかし必ずしも真っ直ぐの姿勢がいいとは限りません。背中を緊張させて、その状態をずっと保つのは疲れるもの。生まれもった骨格など、その人に合った姿勢もあると思います。

私が考える理想の姿勢とは、ひと言でいうと体が疲れない姿勢です。つまり、無駄なエネルギーを消費しない姿勢ということになります。

かといって、これが楽だからと、だらりとしている姿勢がいいという話ではありません。それは習慣が根づいているだけで、そのときは楽をしても、知らず知らずのうちにほかの部位に負担がかかっているはずです。

例えば猫背の姿勢だと、内臓が圧迫されて、呼吸が浅くなり、背中の筋肉も固まってしまいます。そうなれば、深い呼吸をしづらくなってしまい、内臓のはたらきやメンタルにも影響が及ぶこともあるでしょう。

疲れず、すべてに負担のかからない姿勢といったほうがわかりやすいでしょうか。頭の重みで、椎間板や筋肉などに負担がかからないこともポイントです。エクササイズをして背中の状態がよくなれば、本来のS字カーブの背骨になり、重力や地面からの衝撃も負担にならなくなります。そういう姿勢作りを目的にするなど、自分なりの目標を立てることも、エクササイズを長続きさせるコツかもしれません。エクササイズを毎日少しずつでも行い、自分の体と心に意識を向ける時間を作ることが何よりも大切なのですから。

第二章

いま体に起きていることは、あらゆることが関係している

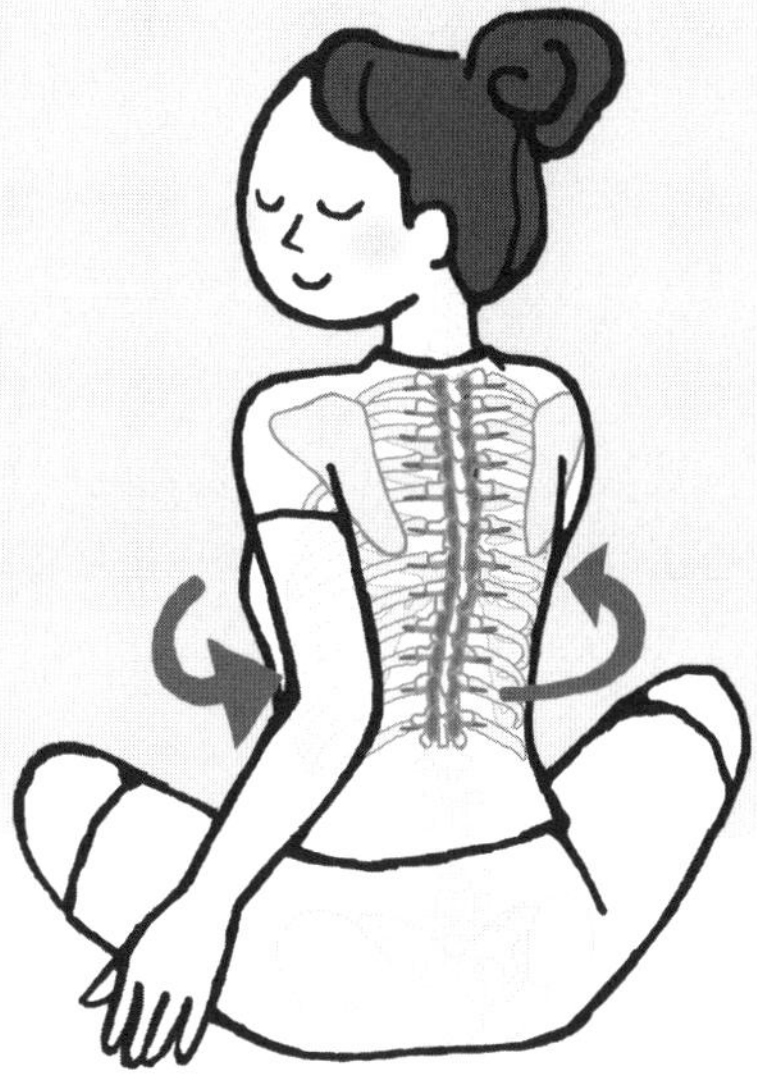

不調の原因は一つではなかった

第三章からは少しディープに、不調を招く原因を探り、健康を保つための対策を体の仕組みから紐解いていきましょう。

不調を引き起こしている原因は、実にさまざまです。同じ症状でも人によって原因が異なり、例えば腰が痛いといっても、腰だけに問題があるわけではなく、足の問題から来ていたり、内臓に問題があったり、ストレスが原因だったり、それらが複合的に掛け合わさって起きている場合もあります。

また、下痢をしやすい人は、腿《もも》の筋肉が張っていて、腰が痛くなったりすることがあります。これは腸の神経回路が腰や腿とつながっているためです。

だから痛い部位だけにピンポイントでアプローチし、たとえ一時的に症状が治まったとしても、原因となっている問題を解決しない限り同じことが繰り返されます。
その原因は、意外なところに潜んでいるかもしれません。**不調とサヨナラするには、不調の引き金となっているトラブルの元が何なのか、まず気づくことが大切です。**

第一章で述べた通り、内側の体（内臓）、外側の体（骨・筋肉・皮膚）、心（感情・メンタル）はつながり合っているので、まずあなた自身の体とメンタルの状態を全体的、包括的に見ていく必要があります。
この三つの要素は、互いに双方向から影響を及ぼし合っていますが、外側の体だけを見ても全身でつながっています。

その一つ、関節や筋肉を包んでいる「筋膜《きんまく》」も、足から頭までつながっています。試しにくびを下に向けてみてください。すると背中や腰の部分が伸びていることがわかるでしょう。体のそれぞれの筋肉は違うはたらきをもっていますが、筋肉を包む筋膜同士は連結しているので、次の筋肉へとつながっていくのです。

運動のメカニズムでいうと、関節同士も動きが連鎖していきます。一番わかりやすいのは、歩くときです。右足を前に出したら左手が前に振られ、と同時に胸郭や肩甲骨も動いているでしょう。逆に胸郭や肩甲骨を動かすと、その動きは骨盤や下肢にもつながっていきます。

ある部位に起きた異常が、離れた部位に影響を及ぼすのは、人間の体がすべてつながっているためです。例えば、普段あまり意識していないその姿勢、その歩き方、その座り方が、もしかしたらどこかの部位に問題を生じさせ、それが内臓やメンタルにも悪影響を与えているのかもしれません。

ま 全身の神経をまとめている背骨

全身に張り巡らされ、つながっているものといえば血管や神経もそうです。ここでは、神経の流れについて大まかにご説明しましょう。

大元の「**中枢神経**」は感覚、運動、情緒、反射、呼吸など、体のあらゆる機能をコントロールしている神経です。中枢神経は脳と脊髄に走っています。脳から直接分かれていくものを「**脳神経**」、脊髄から分かれていくものを「**脊髄神経**」といいます。そして脊髄の途中から細かく枝分かれした神経は、体の隅々まで行き渡る末梢神経につながっていきます。

脊髄神経には、運動や感覚をつかさどる「**体性神経**」と、内臓のはたらきや感覚をつかさどる「**自律神経**」があります。機能によって神経の呼び方が変わるので、ちょっとややこしいのですが、大きく系統づけると下のような分類です。

さて、神経が脳や脊髄から分かれていくといいましたが、一方通行ではありません。**脳から脊髄・抹消に向かう「遠心性」と、抹消から脊髄・脳に向かう「求心性」の機能があります。**

例えば、食べ過ぎて胃がもたれると、その感覚を無意識のうちに自律神経が知覚し、脊髄に入ると上行して脳がキャッチします。すると、その情報を処理すると、反応として今度は遠心

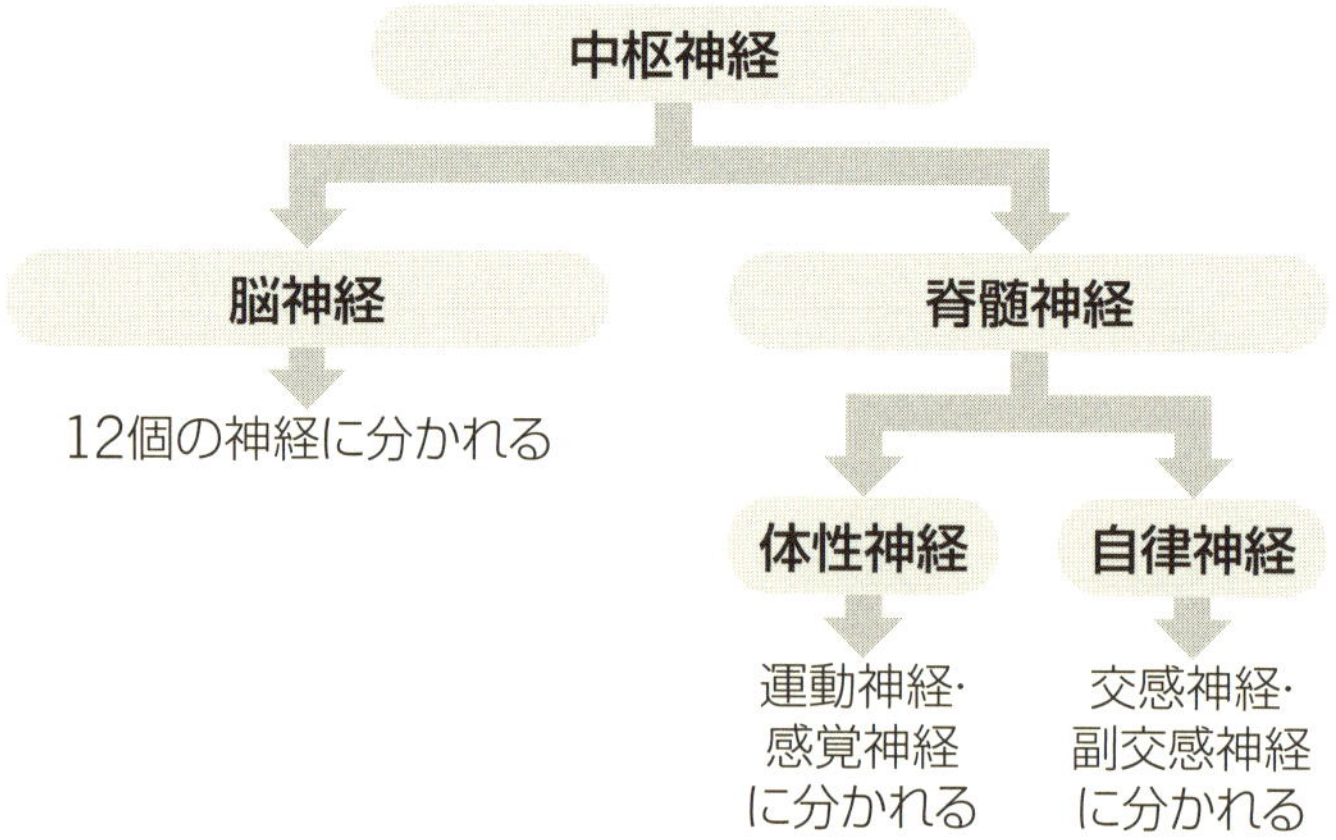

性に下行し、胃に関係する背中の筋肉を固くしたり、皮膚を過敏にしたり痛みを生じさせたりします。**このような一連の反応を自律神経反射（内臓体性反射）といいます。**皮膚や筋肉の状態に関わるのは体性神経ですが、同じく脊髄神経で、同じ背骨の出入り口を通る自律神経（胃などの内臓のはたらきをつかさどる）とも、このようなかたちで密接に関わり合っているのです。

つまり、脊髄神経の通り道になっているのが背骨です。そして、体を動かす上で細かい神経をまとめ、保護しているのが背骨なのです。

背骨の老化を防ぐことがいかに大切か、こうした機能を知るとよく理解できるのではないでしょうか。

自律神経の乱れがメンタルに影響する理由

自律神経のうち、交感神経の幹が背骨のすぐ前の傍らにあることは先に述べました。

その幹は、交感神経が内臓と背骨の中にある脊髄とを交通する際の中継所に相当するようなものだとイメージしてください。

そして交感神経は感覚や運動に関わる体性神経とともに、背骨の骨（椎骨）の上下間にある孔を通って行き来しています。

このような解剖学的な観点と、中医学における背骨の脇にあるツボと背骨の関係性をふまえて私の経験からお伝えすると、心臓や肺は胸椎の一〜五番あたり、胃や肝臓は胸椎の五〜一一番あたりにおおよそ関係があり、腸や副腎も胸椎の下のほうと関わりがあるといえます。

つまり、**胸椎は自律神経との関わりが非常に深く、胸椎に歪みや、胸郭が窮屈な状態などが生じると内臓の問題に発展することがあるのです。**

自律神経の乱れによる体の不調＊は、多岐に及びます。

頭痛、肩こり、めまい、耳鳴り、動悸、冷え、不眠、血圧の異常、食欲不振、

背骨から自律神経を整える
ねじるだけで体と心が変わっていく!

ご記入・ご送付頂ければ幸いに存じます。　初版2016・6　**愛読者カード**

❶本書の発売を次の何でお知りになりましたか。
1 新聞広告（紙名　　　　　　　　　）2 雑誌広告（誌名　　　　　　　　　　　　　）
3 書評、新刊紹介（掲載紙誌名　　　　　　　　　　　　　　　　　　　　　）
4 書店の店頭で　　5 先生や知人のすすめ　　6 図書館
7 その他（　　　　　　　　　　　　　　　　　　　　　　　　　　　　　　）

❷お買上げ日・書店名
年　　月　　日　　市区町村　　　　　　　　　書店

❸本書に対するご意見・ご感想をお聞かせください。

❹「こんな本がほしい」「こんな本なら絶対買う」というものがあれば

❺いただいた ご意見・ご感想を新聞・雑誌広告や小社ホームページ上で

（1）掲載してもよい　　（2）掲載は困る　　（3）匿名ならよい

ご愛読・ご記入ありがとうございます。

郵 便 は が き

料金受取人払

神田局承認

1831

差出有効期限
平成29年 1 月
15日まで

101－8791

509

東京都千代田区神田神保町 3-7-1
ニュー九段ビル

清流出版株式会社 行

フリガナ		性　　別		年齢
お名前		1. 男	2. 女	歳
ご住所	〒 TEL			
Eメール アドレス				
お務め先 または 学校名				
職種 または 専門分野				
購読されている 新聞・雑誌				

データは、小社用以外の目的に使用することはありません。

倦怠感、便秘、下痢、胸苦しさ、呼吸困難感、しびれ、口の渇き、げっぷ、のどのつまり、胸やけ、吐き気、嘔吐、腹痛、頻尿、残尿、多汗……。

自覚できる体の不調だけでもこんなにあります。内臓の問題など特定できる場合を除き、「原因がよくわからない不調」など不定愁訴の多くは自律神経がからんでいるといってもいいでしょう。

そこに、イライラ、不安、恐怖感、気分の落ち込み、集中力の欠如など、感情やメンタル面の不安定さも加わるので、この上なくやっかいに思えてしまいます。

主な原因は、過度のストレス、生活のリズムの乱れ、環境の変化、女性の場合は女性ホルモンの影響、ストレスを受けやすい性格などもあげられますが、

＊自律神経のバランスが崩れて体の器官がうまくはたらかなくなり、その症状がひどくなると「自律神経失調症」と診断される。

胸郭など骨格の問題が関わっているケースもあると考えられます。**結果的に胸郭などの骨格に問題があらわれることで、本来であれば自然に治癒・改善できるものが、改善できなくなることがあります。**つまり、体の不調は、これらのいろいろな原因が複雑にからみ合って起きているといえるでしょう。

ではなぜ、自律神経の乱れが体の不調だけでなく、メンタルにまで影響を及ぼしてしまうのでしょうか。

メンタルの問題は複雑で、明確に「これが原因」と特定することは難しいものの、**一つの要因として呼吸が関わっていることはたしかです。**

まず体の状態から見ていくと、人は緊張した状況に置かれると、交感神経が優位になります。そして呼吸が浅くなり、体に酸素が十分行き渡らなくなります。当然、血液循環も悪くなり、体内への栄養が滞ってきます。

どんな人でも緊迫した状態を長く保ち続けるのは無理なように、体もいつしか疲弊してしまうのは当然です。**交感神経が優位な状態が続けば、自律神経のバランスは崩れ、やがてはホルモンバランスの失調にも影響を及ぼします。**

ホルモンは、睡眠、血圧、代謝、成長、抗利尿、内臓収縮など体のさまざまなはたらきを調節する物質です。ホルモンと自律神経は常にリンクし合って、体の恒常性維持機能＊＊をつかさどっているのです。

例えば、ストレスがかかると、副腎からストレスホルモンといわれる「コルチゾール」が分泌されます。これはストレスから体を守る作用のあるホルモンです。しかしコルチゾールが長期に渡って分泌され続けると、副腎に負担がかかり、免疫力が低下して体に不調があらわれ始めます。

＊＊生物のもつ重要な性質の一つで、体内や体外の環境変化に関わらず、体温、血圧、水分量、ウイルスなど異物の排除、傷の自然修復ほか、生体の状態が一定に保たれるための機能。ホメオスターシスともいう。

さらには心身をリラックスさせるための「セロトニン」というホルモンにも影響が及ぶと考えられています。セロトニンは、精神面に大きな影響を与え、心身の安定に関与している神経伝達物質の一つです。それが不足すると、夜眠れない、イライラする、気持ちが不安定になるなど、メンタル面にさまざまな影響を及ぼします。

また、脳の大脳辺縁系という複数の部位は、情動や意欲、記憶といったことに関与していて、自律神経系とホルモンを分泌する内分泌系と密接な関係があります。そういうサイクルから考えても、自律神経がメンタルに大きく関わっていることがわかります。

このように、メンタル面の不調が、自律神経やホルモンの影響によるものだけとは限りませんが、緊張した状況や浅い呼吸に端を発した体内の変化も、メンタル面の悪い流れにつながっているのです。

誰かが働かなければ、ほかの誰かに負担が……

会社や家庭で、誰か働かない人がいると、その分ほかの誰かにしわ寄せがきてしまいます。

最初は「いいよ、あなたが働けない分は私が代わってやっておくから」といってがんばっていても、それがずっと続けば、働き過ぎた人がパンクしてしまうのは必定です。そうすると、結果的に会社全体、家庭全体に影響が出てきてしまい、困ったことになるでしょう。


これと同じことが体の中でも起こりうるのです。

とくに、大きなストレスがかかると人の体は生命危機を感じて一種の防御反応を起こします。

心拍出量は増え、呼吸も頻回になるので、循環器系や呼吸器系への負担が増えます。それが日常的に続けば、自律神経の乱れから呼吸は浅くなり、上半身の呼吸を補助する筋肉が過剰に緊張した状態になるでしょう。

それはつまり、心臓や肺などを守っている胸郭にも緊張があらわれていることになります。そして、肋骨や胸椎を含む胸郭が本来の動きを失うことは、それを補うために、頸椎や腰椎が胸椎の分も代わりに一生懸命がんばることになります。そうやってなんとかがんばってフォローしようとするのですが……。

負担がかかりすぎた頸椎や腰椎は、いつかパンクしてしまいます。自らのポテンシャルを超えた動きの中で、関節や椎間板に負担がかかることで、気づかないうちに傷めてしまうのです。そして、知らず知らずのうちに今度は筋肉が防御反応として緊張した状態になってしまいます。

そのうち、こうした負の連鎖から、ちょっとした動きや何かが引き金になって、急な痛みを感じることになってしまう。それがいわゆる、「寝違え」や「ぎっくり腰」としてあらわれたりするのです。

ややもすれば固まりがちな胸郭、胸椎を日頃から動かしていると、ほかの部分に無理がかからず、体全体のバランスを保つことが可能になります。

エクササイズで背骨をねじってみるとわかりますが、ねじりの動きと一緒にほかの部分も普段動かさなくなっている方向に動いてくるでしょう。

習慣的に、働かなくなっている人が働けるような環境を作ってあげれば、優秀な人材や親切な人がパンクすることを防げるというわけです。

ストレスやメンタルの問題が病気の原因に

よく「病は気から」といいますが、昔から気持ちの問題からも病気を招くといわれてきました。

私は中医学を学ぶうちに、体の不調には体だけでなく心の問題も大きく関わっていることがわかりました。

中医学では、病気の原因を「内因《ないいん》」「外因《がいいん》」「不内外因《ふないがいいん》」の三つに分けて考えます。内因は、心や感情からくるもの。外因は、細菌やウイルス、寒さや暑さなど外からやってくる原因です。不内外因は、食べ過ぎ、飲み過ぎ、働き過ぎ、過度な性生活など、普段の姿勢などを含めた体によくない生活習慣のことです。つまり体の問題を部位ごとに考えず、心の問題も含め、全体的な観点でとらえようとするのが中医学の考え方です。

実際、私が何度施術しても、すぐぶり返して腰痛を引き起こす女性がいました。日常の様子を聞いたところ、職場で大きなストレスを抱えているようです。それで上手なストレス発散方法のほか、心のもちようについてもアドバイスしました。そのうち、ご本人の気持ちが落ち着くに従い、腰痛もよくなったという例があります。

そうしたケースは、現代医学でも説明できることです。

心に問題があると無意識のうちに筋肉が緊張し、血流が悪くなることで酸欠状態になり、痛みを発する物質が蓄積されていきます。その上、痛みは負の連鎖を生み、自律神経やホルモン、筋肉、内臓などのはたらきが低下することで、体のどこかにこりや痛みが出てくるのです。

私はいろいろな会合などに出席すると、よくこんな場面を見かけます。みなさんも経験があると思いますが、人と人の意見がぶつかり合ったときなど、その場に重い空気が流れますよね。そのとき、ちょっと周りの人を観察してみてください。イラだちや不安、緊張を無意識に抑えている人は、習慣的に自分の右肩を左手で押さえていることがあります。感情が不安定になったり、がまんをしていたり、ストレスがたまってくると、右肩が急にこったり、痛みが出てくることがあるのです。

このような考え方をするのは、肩に、中医学でいう「肝*と胆」に通じるエネルギーライン「経絡《けいらく》（146ページ）」が通っているためです。あとで詳しく

＊中医学でいう「肝」は、肝臓という一つの臓器を指すのではなく、肝臓を中心にそのはたらきをする機能や生理現象全般を指す（141ページ）

述べますが、「肝」は怒りの感情と深く関わりのあるところです。実際に肩に通じているのは肝と裏表関係のある「胆」のラインですが、相方の「肝」の状態をあらわすことにもなります。人はそうやって無意識に、怒りの感情をセルフメンテナンスしているのかもしれませんね。もっとも、なぜ右側なのかは、中医学の説明だけでは腑に落ちません。そこには、解剖生理学の観点からの説明が可能ですが、ここでは割愛させていただきます。

近頃は、現代医学でも精神的ストレスが体の免疫力を低下させ、さまざまな病気の一因になっているといわれるようになりました。そこには自律神経やホルモンも関係していますが、同時にストレスによって内臓のはたらきも落ちることは明らかでしょう。

例えば精神的なダメージを受けたときなど、胃が痛くなったりしますよね。胃腸のトラブルは、食べ方や食事の内容も関係していますが、メンタル面がとくに大きく影響しているものです。

さらに、ストレスや自律神経の乱れで影響を受けやすいのが副腎や腎臓、肝臓などです。その中でも、肝臓は体の中で皮膚を除けばもっとも大きな臓器です。肝硬変などの重篤な肝障害によって起こる「肝性脳症」は脳に意識障害をもたらす病気ですが、肝臓の解毒作用が衰えると精神面にも大きなダメージを与えるということです。

中医学でも、肝臓のはたらきを含む「肝」が病むと怒りの感情があらわになるとされ、肝臓病を患う人が怒りっぽくなったり、おかしな言動が見られたりするなど、精神面に異常が出るという現代医学の臨床結果とつながるものがあります。

脳が精神面と関わりが深いことは周知の事実ではありますが、中医学では脳

よりも内臓を元気にしていくことで精神面の健やかさに効果が出ると考えました。つまり、内臓のはたらきが悪くなると脳にシグナルが伝わり、内臓周辺の筋肉を固くさせたり痛みが出たりします。その状態が続けば、脳の状態にも変化があらわれるでしょうし、内臓や体がいい状態でなければ、それは自ずと本来の姿勢や言動にも影響があらわれてきます。結果として、健やかな精神状態ではいられなくなってしまうのです。

脳はブースターのようなもので、受信した信号を増幅して発信します。内臓の不調はもちろん、心がネガティブ一色に染められていると、異常信号が伝わって脳にも変性が起こるのではないかと考えます。89ページから述べたように、錯覚したり、間違った反応をしてしまうのです。

そうなる前に、体から心を整えていったほうがいいというのが私の持論です。もちろん、心の技法や、知識を得ることも大切なことに間違いはないでしょう。それでも、**自分の心を変えるよりも、背骨を中心に体を整えていったほうがよほど楽に変化が期待できるのです。**

体から心を変えていく方法もある

体に不調を感じたとき、人はどうしても痛い部位やつらい症状だけに目が行きがちですが、どんな治療法を試みても、メンタル面や生活習慣、環境を整えなければ根本的な解決はできません。まずは自分の何が問題なのか、気づくことが大切です。

ある男性の例です。彼は世界を飛び回っている超多忙なビジネスマンで、ものすごい量の仕事をこなしています。そんな中、お子さんと遊んでいるときに足の肉離れを起こしてしまい治療に訪れました。それ以前にも何度か背中や腰の痛みで来院していた経緯もあり、私は彼のハードワークによる負担を懸念していました。今回の肉離れも、疲労やストレスから自律神経の調節がうまくいかず、ふくらはぎの筋肉の緊張が続いたことで血液循環がうまくいっていいなかったことが原因の一つだと考えられました。普通なら問題のないちょっとした動きでも、筋肉が固くなっていると、こうしたケガを招きやすいのです。

しかし今回のケガをきっかけに、彼はようやく自分の生活のあり方を見直し始めたといいます。いまの働き過ぎの状況を変えない限り、体の不調は繰り返されると気づいたのでしょう。大切な家族を支える一家の大黒柱ですから、彼が健康でいることが何よりも大事なことです。私はそういう気づきが大切だと思っています。

自分の生活や心の状態を俯瞰して見ると、体に無理がかかっていることにも気づくものです。**体の不調は、自分自身のいまを振り返らせ、改善を促すためのサインなのかもしれません。**

ただ、そうはいっても、自分で心の状態を変えたり精神面をコントロールすることはなかなか難しいものです。もともとの性格や考え方は簡単に変わるものではありませんからね。

そこで、まず体から心を変えていく方法をおすすめしたいと思います。つまり**ベクトルの向きを変えて、外側の体から楽になるようなアプローチをしていくのです**。

誰でも疲れていたり眠たかったりすると、イライラしてくるものでしょう。しっかり眠って、お腹がいっぱいだとイライラしにくいように、体の状態が変われればメンタル面も変わってきます。

それと同じで、筋肉や骨格の状態がよくなると、内臓のはたらきもよくなり、体が楽になります。体が楽になると、心も元気を取り戻すに違いありません。

わかりやすい例でご説明しましょう。普段から胃腸の調子が悪い人は前かがみの姿勢になっていることが多く、顔の表情も乏しくなりがちです。眉間にしわが寄って、心が晴れ晴れとしているようには見えません。体がつらいときは、誰でも笑顔になんかなれませんからね。

そこで胃腸の調子を整えるために、まず胸郭エクササイズで内臓が楽に動けるようにスペース作りをしてあげます。胸郭を整え、内臓や背骨にいい刺激を与えると体も楽になります。すると顔の表情も変わってきて、次第に笑顔も出てくるのではないでしょうか。

それは中医学でいう胃腸につながる経絡が、顔に密集していることも関係しています。**つまり顔と胃腸も密接につながっているのです。**当院で、お顔のケアを勧めているのも、このような理由があります。顔の表情が変わり、いつもと違う、本来のいきいきとした自分を知るだけでも人生の得をしたような気持ちになります。

不思議なことに、笑顔が増えると心の状態まで変わってくるものです。カラ元気でも元気そうにしていると、本当に元気になるという説もあながち嘘ではありません。臨床実験でも、笑いは免疫力を高める効果があると実証されているので、体にもいい作用が期待できるでしょう。

ときに、疲れがたまっているなと思ったときは、顔を温めると少し気持ちが落ち着き、楽になります。両手をしばらくこすり合わせて、温かくなった手をゆっくり顔に当ててみてください。内臓につながる経絡や脳神経と密接な皮膚が人肌で温められると、緊張がとけてくるのがわかります。フェイシャルケアや整顔などで顔を触れられると、心身がリラックスしてくるというのもうなずけますね。私自身も、疲れがたまったときはごほうびとして、まず頭と顔のケアを信頼できるセラピストにやってもらうようにしています。

ウォールツイストに寄せて

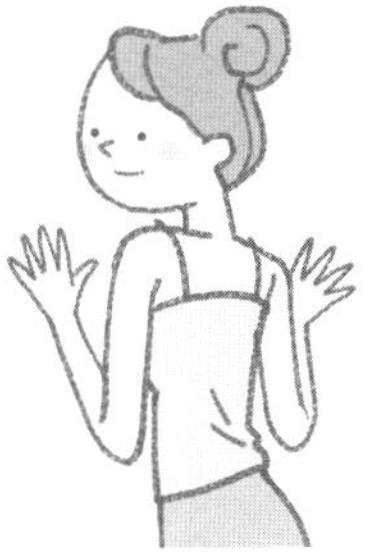

本書のエクササイズの肝は、体をねじり、壁に体を近づける背骨ねじり＝ウォールツイストです。このエクササイズでは壁に耳を近づけていきます。まるで何かに耳を澄ますような姿勢

になります。

本書では、背骨という体の本幹から、自律神経を整えていくことを主にお伝えしています。もちろん、自律神経は気圧などの急激な変化や感情の変化によっても、大きく影響を受けやすいものです。

そう考えると、肉体における要の背骨を整えながらも、普段から自然と上手に付き合い、自分自身の内側である〝心の変化〟を俯瞰してみていくことも大切なことです。

加えて、中医学的な観点で考えれば、陰陽現象のような自律神経は、常に変化するものであると認識しておくことも必要でしょう。そのうえで、日々の生活で自分に降りかかる出来事や試練にどんな意味があるのか、何を気づくためのことなのかを考えてみるのです。

そのように考えることができると、目の前に起こる大きな壁やトラブルも、実は怖いものでも、悪いものでもないことに気づくかもしれません。敵意を向けたり、背を向けてばかりでは、本当のことがわからないこともあるでしょう。

人生の壁は何度もおとずれますが、普段から呼吸を整えて、いまあるモノやコトに対して耳を傾けて聴いてみると、案外突破口を教えてもらえたりするものです。そして何より、自分が変わることで、周りも変化していくものでしょう。

忙しい毎日で見落としていたり、聴き逃していることは実に多いものです。早い時間の流れの中で、改めて自分のリセットする時間を作り、壁に耳を近づけ呼吸を整える時間を作ってみてください。きっと何かが変わるはずです。

若々しさを保つアンチエイジング効果も

顔の話に関連して、第二章で紹介したエクササイズのちょっとうれしい効果もご説明しましょう。**じつはこれらのエクササイズには、アンチエイジング効**

果も期待できるのです。

若々しく見える人というのは、姿勢の美しさはもちろんですが、第一印象でものをいうのはやはり肌の美しさでしょう。

内臓の悪い人は肌がくすんで見えるため、どちらかというと年齢より老けて見られがちです。中医学でも肌にトラブルがある場合は、胃腸のケアから始めます。背骨のまわりには内臓につながるツボ（152ページ）もたくさん分布しており、エクササイズで背骨周辺に刺激を与えると内臓にも反応を及ぼします。胃腸が元気な状態は、食欲もあり、顔の肌艶もいい状態です。食事するときに噛み砕く筋肉も表情を作る筋肉も自然とうまくはたらいているので、イキイキとした表情とみずみずしい肌効果も期待できるというわけです。

つまり、体に起きている現象はすべてがつながっているので、単純にいうと次のような作用が同時に進むと考えてもいいでしょう。

胸郭や背骨を動かすと、呼吸が楽になり、内臓のはたらきもよくなる。
↓
体に十分酸素が巡り、血液循環が促されるとともに栄養も行き渡る。
↓
自律神経が自然と整い、ホルモンの分泌も促されて、体調がよくなる。
↓
メンタル面が安定し、顔の表情や肌の調子がよくなる。

もちろん、その逆方向もあるのはこれまで述べた通りです。メンタルがいい状態だと笑顔が増え、自律神経やホルモンバランスも乱れません。そして体全体の調子が安定していると、活動的になって骨や筋肉にもいい効果が……というような好循環が生まれます。

じつは運動など何もしなくても、元気な人は元気です。メンタルが強く、ストレスをストレスと感じないような人は不調があらわれにくいのです。仕事がいくらハードでも、それを楽しんでやっている人は、嫌だ嫌だと思いながらやっている人に比べてあまりひずみが出ません。

そういう人は好奇心も旺盛で、おのずと行動的になることから、背骨の健康にもつながっていると私は見ています。ただし、いくらメンタルが強くても、お酒などを飲んでストレスを発散しているような人は不摂生な生活によって健康のバランスを崩しやすいので、過信は禁物です。

まとめ 背骨と自律神経の密接な関係

本書のタイトルでもある「背骨から自律神経を整える」とはどういうことなのかを、ここで少し説明したいと思います。

背骨が体を支えているだけではなく、その中に脳とつながる脊髄を収納して守っていること、背骨の一つ一つの骨の間から神経や血管が出入りしていることは、先にお伝えした通りです。

もしも、背骨、とくに胸椎を中心とした胸郭が固まって、本来の動きができなければ、内臓も動きが制限され、そのはたらきも悪くなってしまいます。

そこで、本書では、第二章で紹介したようなエクササイズなどによって動きづらくなった背骨を動かしていくことを目指しています。

固まりがちな胸郭にアプローチして動きをよくしていくと、何が起きるでしょう。そうです、窮屈になっていた内臓が、スペースを取り戻し、はたらきがよくなるのです。つまり内臓の状態がよくなるわけです。すると、結果的に内臓とつながっていて、そのはたらきをつかさどる自律神経も自然と整うというわけです。自律神経というと、メンタル面や不定愁訴に注目が集まりがちですが、普段あまり気にしていないような「内臓のはたらき」を整えることも大切なのです。

そしてもう一点、呼吸との関係も非常に重要です。

深い呼吸によって、胸郭は正しく動きます。この日常的な本来の自律神経のリズムを取り戻すことが、じつはとても大切なことなのです。胸郭が固まった状態では深い呼吸ができません。背骨はもちろんのこと、肋骨を適切に動かすことが重要なのです。

さらに深い呼吸によって、固まりがちな胸郭周辺の筋肉の緊張を取ると、関節が本来の動きや、感覚を取り戻します。

そうすると、筋肉の緊張度が低下するのです。つまりガチガチになっていた体がほぐれます。心と体はつながっているので、体がほぐれれば心もリラックスしてほぐれ、緊張も解けるわけです。

背骨は単に自律神経を守っているだけではありません。守っているうえに、正常にはたらけるようにしているのです。さらに、これは私見ですが、背骨、とくに胸椎の動きがよくなり、血流もうながされると、自律神経を中心とした神経系そのものにも栄養が十分に行き渡るのではないか、そのように考えています。

背骨と自律神経は、密接に関係しながら、このように多面的につながり、影響し合っていることは確実だと思います。

まる 心が楽になる方法を考えてみる

私は、イライラしたり、感情的になったりすることはけっして悪いことではないととらえています。自分がなぜイライラしているのか、なぜ落ち込んでいるのか、もしかしたら理不尽なことをされているのか、そういうことをじっくりと考えるチャンスでもあるからです。自分の感情を無理に抑えてしまうのは逆効果になることさえあります。その抑圧がストレスとなって蓄積されてしまうのです。

それよりも、自分の心が楽になる方法を考えたほうがいいでしょう。ただし、イライラすることが習慣になってしまうのはよくありません。何か事あるごとに怒りの感情を選ぶことが当たり前になっていると、結果として自分はもちろん大切な人にも大きな迷惑をかけることになりかねません。

例えば、どういうときにそういう感情になりやすいのか、その傾向を分析してみるのも一つの方法です。まわりの状況や自分の置かれた環境もそうですが、**そのときの体の状態も合わせて考えてみると対策が立てやすいと思います**。

睡眠不足のときになりやすい、疲労がたまっているとき、食欲がないときなど、思い当たることを書き留めていくと、解決の糸口が少しずつ見えてくるかもしれません。

普段から自分の体や心の声に耳を傾けてみると、少しがんばりすぎているから疲れないようにしようとか、深い呼吸をして心を落ち着けてみようとか、体を動かしてリフレッシュしてみようとか、自分なりに工夫することができるのではないでしょうか。

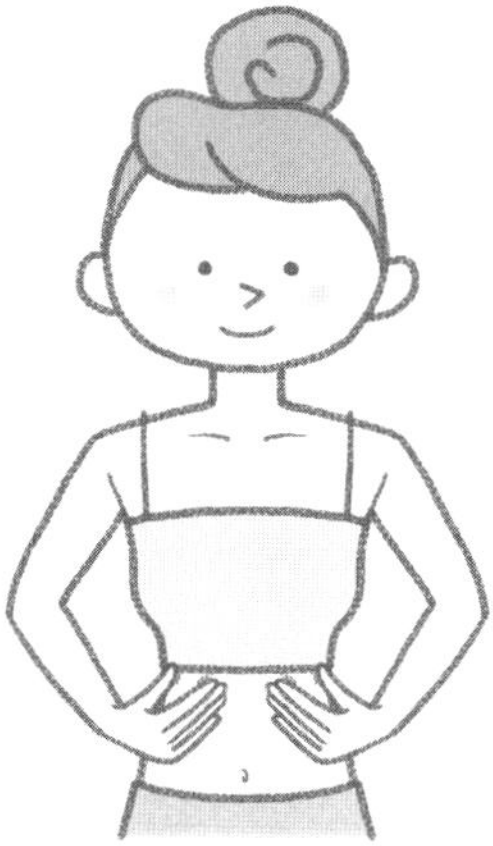

①あばら骨の下部に両手の指をあてる

②あばら骨の下に指の腹をゆっくりと入れて、やさしく圧をかけます。息を吸うときは少し戻し、吐くときに少し圧をかけます

ストレスを感じているときは、肝臓のはたらきが低下している可能性があります。交感神経が優位になり、呼吸が浅くなって、横隔膜の下にある肝臓も動きにくくなっているかもしれません。さらにストレスホルモンが過剰に出ることで副腎も疲労し、感情も不安定になりがちです。

そんなときは、あばら骨の下に手をやさしく入れて緊張を緩めると、呼吸が楽になり、気持ちをリラックスさせることができます。精神的に緊張しているときは肋骨の下が固くなっているので、筋肉の緊張を緩めると、横隔膜と肝臓の動きを促す効果が期待できます。このマッサージは、飲み過ぎや胃痛のときにもおすすめです。痛みを我慢し過ぎず、無理のない範囲でぜひ試してみてください。

メンタルの問題は体の不調すべてにつながってくるので、まずはいまの自分を受け入れて、呼吸、エクササイズ、マッサージなど、自分ができることを一つずつでもやってみてはいかがでしょうか。

体と心をつなげて考える中医学の知識も、健康のためにきっと役立つと思います。次章では、中医学から見た不調の改善法をご説明しましょう。

第四章

中医学から背骨をとらえる

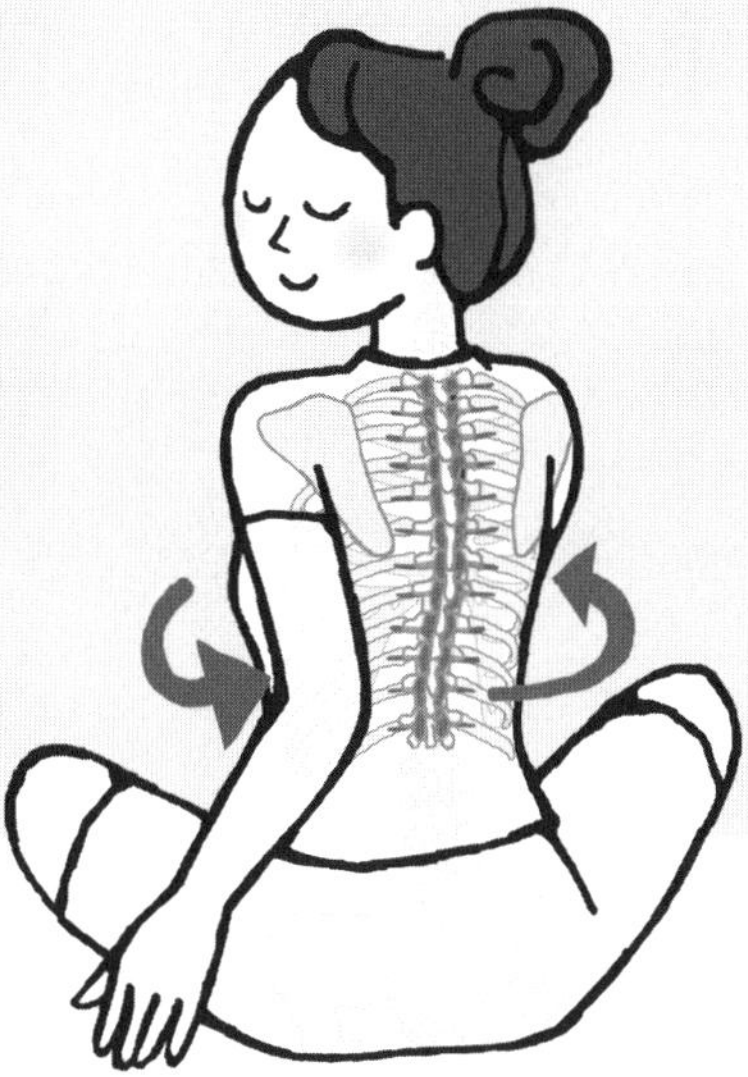

中医学の基本的な考え方を知ろう

中医学についてはこれまで何度かふれてきましたが、ここであらためて詳しくご説明したいと思います。中医学の基本的な考え方を知ると、体の関係する部位や改善法が理解しやすくなり、健康な体作りをする上でも役立つに違いありません。

中医学は、伝統的な中国の医学です。古来四〇〇〇年もの昔から経験的に伝えられてきた医学で、一九七三年くらいに系統立てられ、理論化されました。

近頃は西洋医学と中医学の双方から診断、処方する医師も増え、みなさんも病院で漢方薬を処方されたりしたことがあるのではないでしょうか。

西洋医学（現代医学）との違いは、西洋医学が病気の直接原因を絶つことや、症状を抑えることが中心なのに対し、中医学はその人の体質や状態によって対処法を変え、自然治癒力を高めながら回復に導いていくところにあります。

病気のとらえ方も、西洋医学はミクロ、中医学はマクロで見ていくという違いがあります。西洋医学はレントゲンなどの画像や血液検査などの数値をもとに、患部を局所的にミクロ単位で対処していきますが、中医学は普段の生活や食べ物、心の状態、体全体の様子を見ながら、体を丸ごと、マクロの視点でとらえ、根本的な改善を図っていくところに特徴があります。


中医学の基本には、陰陽五行論というものがあります。これは、自然や宇宙、人間の体、起きている現象など、この世の中にあるすべてのものは表裏一体の関係にあり、五つの性質に分けられるという理論です。

人間の体は「小さな宇宙」とよくいわれますが、中医学でも、人の体は自然や宇宙の影響を受けながらバランスをとっていくものだという考え方が根底にあります。

陰陽は、正反対の性質をもつものを指します。表と裏、男と女、昼と夜、上と下、興奮と抑制など、正反対のものでありながら密接に関係し、つながっていると考えます。どちらかが強過ぎたり弱過ぎたりすると偏りが出るため、陰陽のバランスが大切になる、というわけです。

中医学では、外部環境と内部環境のバランスがうまく整っている状態を「健康」と考えます。外部環境である自然との付き合い方が上手になったり、内部環境のバランスがいい状態であれば、ちょっとしたストレスや外部環境の変化にもうまく適応できるようになります。このような考え方を「整体観念」といいます。本書でも書いたように、表のデコルテをマッサージすると、裏デコルテにも効果があり、上肢を整えることで下肢が調整されるのも、私たちの体がすべてつながっているからです。体に起きるこうした効果も表裏一体のあらわれと考えていいでしょう。

陰陽五行論

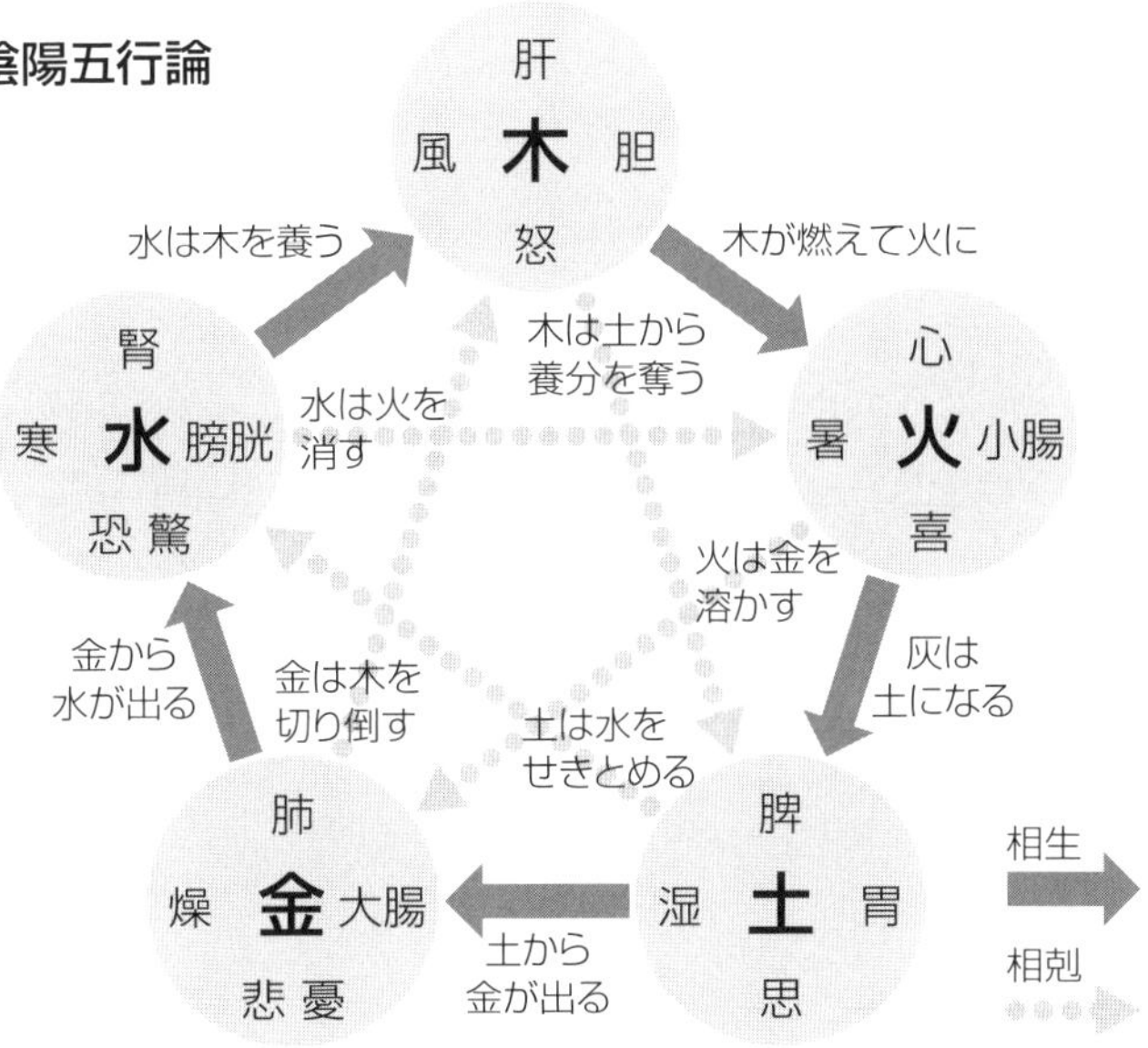

五行	木	火	土	金	水
五臓	肝	心	脾	肺	腎
五腑	胆	小腸	胃	大腸	膀胱
五志	怒	喜	思	悲 憂	恐 驚
五根	目	舌	口	鼻	耳 二陰
五液	涙	汗	涎	鼻水	唾
五華	爪	面色	唇	体毛	髪
五気	風	暑 火	湿	燥	寒
五色	青	赤	黄	白	黒

五行論は、「木・火・土・金・水」という自然界の性質五つに体にあらわれる現象や部位、方角や季節といった自然を分類します。そして、それらは絶えずつながり合い、影響し合っているという関係性があります。

例えば「水は木を養い、木は燃えて火になる」というような協力的なはたらきかけ（相生関係《そうじょうかんけい》）をする一方で、「水は火を消し、木は土から養分を奪う」といった抑制する（相剋関係《そうこくかんけい》）作用をもちながら影響し合っているとしています。

みなさんがよく聞く「五臓六腑」の分け方も、この五行論に基づいたものです。中医学では、人間の体や生理活動を「五臓六腑」に分類して考えます。五臓は「肝・心・脾・肺・腎」、六腑は「胆・小腸・胃・大腸・膀胱・三焦《さんしょう》＊」を指し、五臓と六腑は裏表関係にあります。

これら五臓六腑も「木・火・土・金・水」の性質に分けられ、中医学では体に起こるすべてのことは密接につながり合っていると理論づけているのです。

＊三焦は体液の循環経路のこと。経絡というエネルギー理論では、五腑に三焦を加えて六腑としている。

まとめ 五臓六腑の関係から、自分の傾向を知る

中医学における「肝」や「腎」は、西洋医学の肝臓や腎臓とイコールではありません。**一つの内臓器官を指すのではなく、代表的な内臓を中心に関わり合って生まれる生理現象やはたらきを意味しています。**

おおまかな五臓のはたらきは次の通りです。

「肝」

● 肝臓を中心に消化器系や神経系の機能をつかさどる

・血液との関係も深く、ホルモンバランスにも関与している。
・自律神経との関わりが深く、気の流れに影響を及ぼす
・全身の骨格を支えている筋肉・筋膜にも関係する
・女性の月経や感情の変化に関わる
・怒りの感情と関係する
・胆との関わりが密接

「心」

・心臓を中心に循環器系をつかさどる
・全身に血を送り出すポンプ作用がある
・睡眠や覚醒のリズムをコントロールする
・大脳との関わりも大きく、精神意識の中枢となる
・喜びの感情と関係する
・小腸との関わりが密接

「脾」

- 膵臓を中心に消化器系の機能をつかさどる
- 飲食で生命活動に必要な後天＊のエネルギーを生み出す
- 口、味覚、食欲に関わる
- 思う感情と関係する
- 胃との関わりがとくに密接で、「脾胃」としてセットで考えることが多い。

「肺」

- 肺を中心に呼吸器系をつかさどる
- 体温調節と、咳や鼻水など体液の代謝に関わる

＊生まれながらに貯蔵している「腎」の先天エネルギーと対照的に、生活の養生などによって健康になれるとされる。

・全身の気を循環させる
・憂い、悲しむ感情と関係する
・大腸との関係が密接

「腎」
・腎臓と副腎を中心に泌尿器、内分泌系の機能をつかさどる
・先天エネルギーの生命力を蓄え、体内の水分を管理
・生殖機能、成長、発育に関係する
・脳、骨、髄のはたらきに関与し、背骨や神経系との関わりが深い
・驚く、恐がる感情と関係する
・膀胱との関係が密接

139ページに記した五行図と合わせて見ると、五臓に関係している部位もわかると思います。

一つの例として、「肝」のはたらきを見てみましょう。

「肝」は「胆」と裏表一体関係にあり、肝が病んでいるときは怒りっぽくなり、また怒りの感情は肝を傷める原因になります。

そして肝の状態が悪いときは、目に症状があらわれやすく、涙が出やすくなったり、爪がもろいなどの傾向も見られます。つまりそのような所見から、目の症状に対して肝の状態を改善させる治療を並行して行うことが往々にしてあります。

五気の「風」は、風を避けたほうがいいという意味ですが、「風」には揺れ動くという意味もあり、めまいなどの症状を意味することもあります。また、五色の「青」は皮膚の病色であると同時に、その色の食品を食べるといいともいわれています。

こうして見ていくと、体は本当にすべてつながっていて、何一つとして無駄にあらわれている現象はないことに気づかされます。どうでしょう、実に奥が深いと思えてきませんか。ここでは主に関係するものを記しましたが、中医学ではこのようにして体全体を把握し、そのときの状態を総合的に判断し、対処していくのです。

目に見えないエネルギーラインは本当にある？

中医学では、陰陽五行や整体観念といった基本哲学に加えて、**人の体を「気・血《けつ》・津液《しんえき》（水）」という物質でありエネルギーによって構成されていると考えます。**

「気」は生命活動の原動力となる根本のエネルギーです。「元気」「やる気」「英気」といった私たち日本人にもなじみ深い言葉にも「気」が使われているように、目には見えないけれどたしかに感じられるものといえるでしょう。

「血」は血液として体に栄養を与える物質にとどまらず、精神にも栄養を与え、精神活動を支える物質として位置付けられているのが中医学独自の考え方です。「津液」はリンパ液、唾液、胃液、涙など、血液以外の体内の水分と、そのはたらきを指します。この津液によって、様々な生命活動や人の体の潤いが保たれているといっていいでしょう。

人の体には、目に見えない「経絡《けいらく》」というエネルギーラインがあります。経絡とは、体を縦に走る「経脈《けいみゃく》」と、横に走る「絡脈《らくみゃく》」の総称です。

経絡は「気・血・津液」が流れるルートとされ、その流れが滞ると体にさまざまな不調があらわれます。

そのエネルギーが滞りやすかったり、溢れたり不足しているところにツボ（経穴《けいけつ》）があり、凹みやこり、圧痛などの反応点としてあらわれます。

さてここで、経絡やツボ、「気」は目に見えないものなのに、どうして「ある」といえるの？　本当に効くの？　……と疑問に思った方もおられるのではないでしょうか。

中医学は何千年もの間に数えきれないほどの人間を治療してきた中で、「こうしたらよくなった」という経験に基づいて伝えられた経験医学といえます。

これが確証のない眉つばものであるならば、こんなに長く、これほど多くの人に伝わってこなかったはずです。私も初学者の頃こそ信じられなかったものの、中医学に基づいた数多くの臨床経験からその効果の再現性を確認し、いまでは疑う余地がありません。

そもそも、原子や素粒子を始め、宇宙の果てや波長なども目には見えません。みなさんも電話で会話をするのに、電波がみえるかどうかなんて考えることもないでしょう。テレビだってそうです。さらには、最先端の現代科学でさえも、まず方程式で仮説を立て、見えないけれど「あるもの」として考えるところから理論づけています。

極端な話、「熱意」も「愛情」も、「心」だって目には見えませんが、たしかにあると思えるでしょう。

結局は、**その正当性を人が認識するかどうかにかかっているの**です。そしてその思いは、自ずと人の態度や形となってあらわれるものだと私は考えています。

まずはその効果を自分で確かめるために、本書でおすすめするエクササイズやマッサージを実践してみると、理屈なしに納得できるかもしれませんね。

背骨に、主要なエネルギーラインが通っている

背骨には、全部で二〇ある経脈のうち、四本がとくに密接に関わっています。督脈《とくみゃく》、任脈《にんみゃく》、腎経《じんけい》、膀胱経《ぼうこうけい》がそれにあたります。

督脈は、背骨の中を通り、背中の経絡を統括するような存在。腎経は、足の裏から背骨を貫き、エネルギーの活性化にはたらきかけます。膀胱経は、足先

背骨と関わる経路

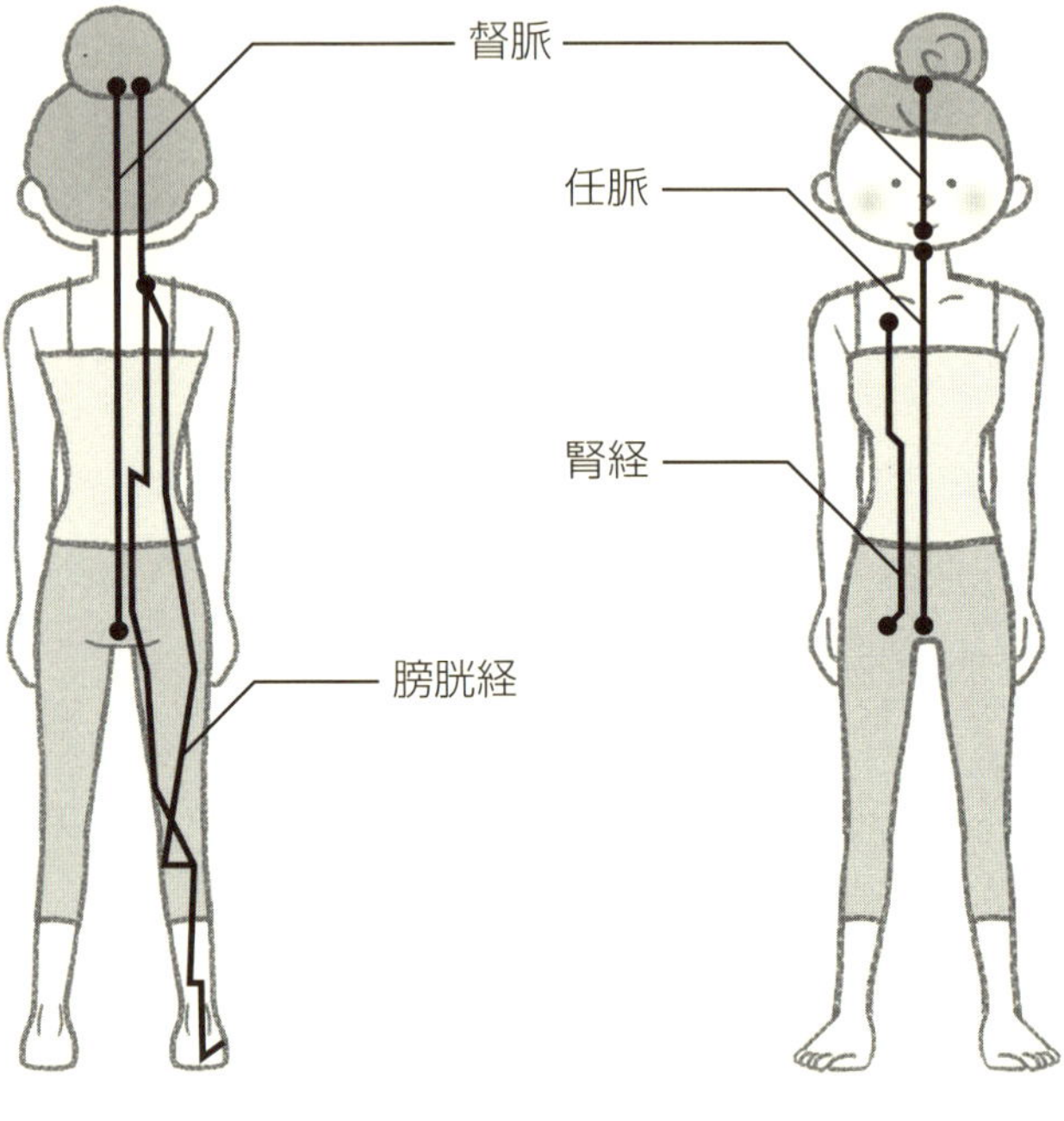

から足、背中、頭、目まで、背骨の両脇に沿って通り、腎とも関わりの深い経脈です。任脈は、体の前面を通る経脈で陰の気をつかさどり、督脈とつながって陰陽のバランスをとります。

そして背骨の近くには大事なツボがたくさん集まっています。経絡には内臓の反応があらわれるため、ツボを押すことによって経絡の流れを調整し、内臓やエネルギーの変調を改善することが期待できます。

エクササイズで背骨を刺激することは、経絡やツボにも刺激が伝わり、内臓のはたらきとともに気の流れがよくなり、背骨や体全体の健康を保つことにもつながるのです。

「膏肓《こうこう》」

慢性的な呼吸器疾患、メンタルの疲労、消化器系、循環器系の不調に。

背骨近くの特に重要なツボ

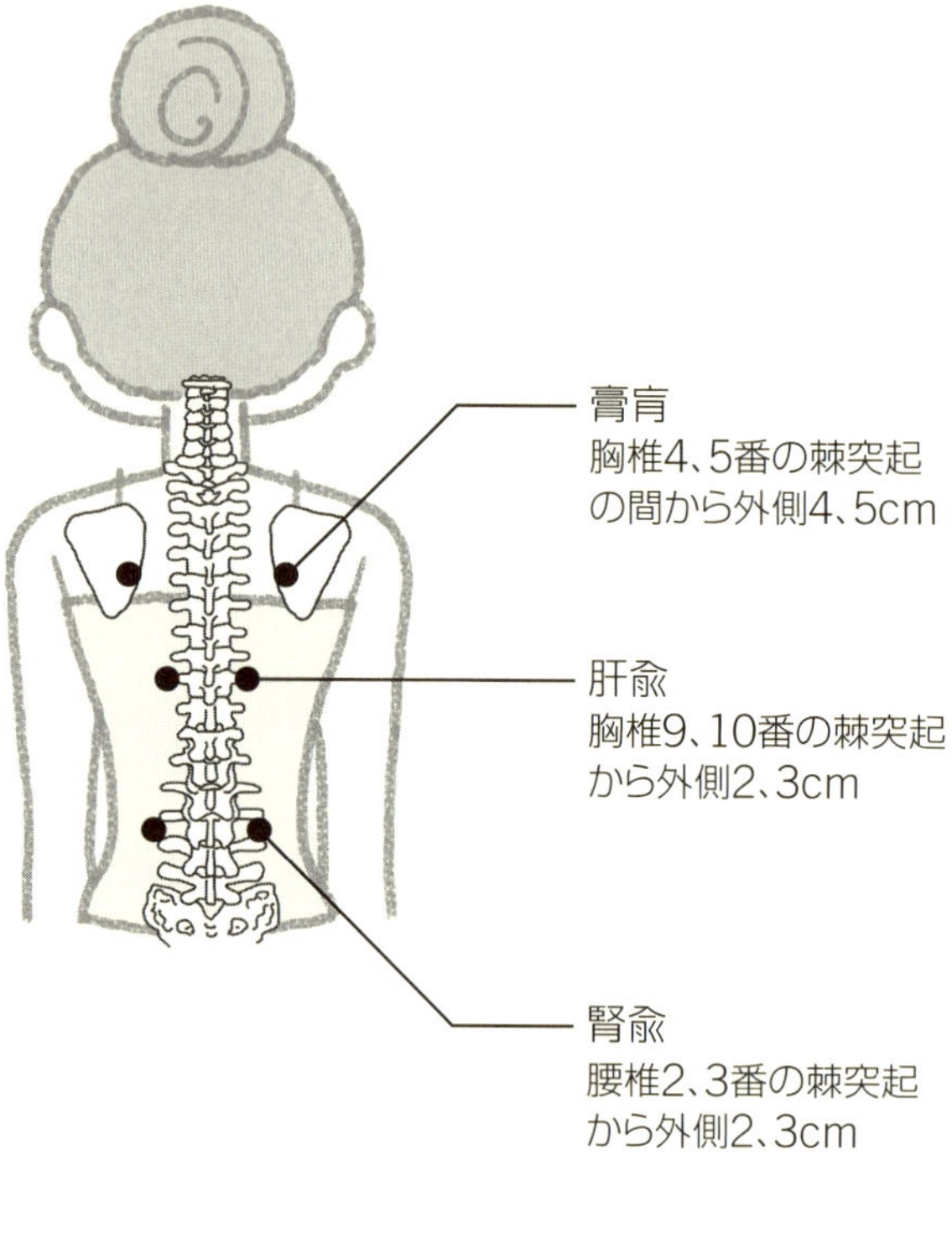

「肝兪《かんゆ》」
イライラ、肝臓の疲れ、眼精疲労、肩こり、生理のトラブル、腰痛に。

「腎兪《じんゆ》」
足腰のだるさ、痛みに。腎のエネルギーを高め、泌尿、生殖器系のはたらきを改善。

自律神経や姿勢に関連がとくに深い名穴、膏肓

肩甲骨の内側にあるツボ「膏肓」は、自律神経と非常に密接です。

私が施術する際も、長引く疲労、息苦しさ、肩こり、胃の不調などの慢性的な症状をもつほとんどの方に、この部分に硬い結節（こり）がみとめられます。人によっては、こりがあるだけではなく、その部位に直接痛みや不快感を覚えている方も少なくなりません。

そして、この部分は反応点としてあらわれているだけでなく、実際に直接アプローチすることで、多くの慢性症状を改善する治療点であるということも注目してほしいところです。

とはいえ、大切なのは、普段からこの膏肓付近（肩甲骨の内側の部分）にあまり負担がかからないようにすることです。

脅すわけではありませんが、膏肓の部分に硬いこりができるということは、普段の姿勢が正しくなく、それが自律神経にも影響を与え、つまりメンタルや感情にも悪影響を及ぼし、ネガティブな思考にもつながっていることがあるのです。

また、内臓のはたらきに関係する自律神経と密接だからこそ、循環器系や呼吸器系、消化器系などに不調があると、膏肓の部分に異常が比較的あらわれやすくなるともいえるのです。

そして同時に、普段の姿勢や日常における動作も、膏肓付近に反応をあらわします。その理由は、第一章でご紹介したように、ちょうど、胸椎の四、五番あたりから背骨の棘突起の方向が変わりますが、それはこの膏肓付近が構造的に負担がかかりやすい、つまり筋の緊張や関節の可動制限が生じやすいからなのです。

この部分には、頭、くび、肩甲骨をつなぐ筋肉が集中していて、肋骨も急なカーブを作っています。そして、この部分の前には動脈弓などの重要な内臓が存在しています。このようなことから、身体的仕組みにおいても、重力の影響も受けやすく、猫背などの姿勢によって力学的な負担がかかりやすい部位なのです。

80ページでもお伝えしましたが、上肢と胸郭の動きが下肢とも連動する際、この部分に問題があれば、その部位だけに限らず下肢にも影響が及ぶこともあります。

このようなことを防ぐためには、肝と腎を労わることはもちろん、本書の第二章で紹介したようなエクササイズをできるだけ毎日行うことが〝肝腎〟です。

慢性的な不調をかかえ、この場所が固まりがちな自覚のある人は、本書でお伝えするエクササイズ（とくにウォールツイストのようなねじりの入った運動）を念入りに行なうことをお勧めします。

また、家族などの近しい人に膏肓を軽く指の腹で気持ちいいと感じる程度の圧で押してもらってもよいでしょう。きっと疲れている人ほど痛気持ちよく感じるはずです。ただ、くれぐれもやりすぎないよう注意してくださいね。

ま 骨や髄をつかさどる「腎」を高める

五臓六腑のうち、背骨のはたらきと関係が深いのは「腎」です。腎が衰えてくると、骨と髄（脊髄、骨髄、脳髄）にも問題が生じやすくなると考えられます。

腎のはたらきについては先に記しましたが、腎は生まれながらに備わるエネルギーが蓄えられているところです。

しかしハードワークや暴飲暴食など生活習慣の乱れによって、エネルギーを浪費していくと、どんどん減っていってしまいます。親からもらった先天のエネルギーという定期預金を、無駄づかいしているうちに貯金がなくなってしまうようなイメージでしょうか。

腎が弱ってくると、骨の力が弱まり、髪にツヤがなくなったり、耳が聞こえにくくなったりします。さらには脊髄や脳にも影響を及ぼすと考えられていますので、若年性認知症も腎の弱さを代表する例です。加齢とともに冷え症になり、腰膝のだるさに加えて頻尿になるのも腎と関係しています。

背骨の老化を始め、体に起こる老化現象は、腎のエネルギーが低下してきた

□ あなたの腎は弱っていませんか

- □ 髪が抜けやすくなった
- □ 歯が弱くなった
- □ 耳鳴りや難聴になった
- □ 腰痛を感じることが増えた
- □ 足腰がだるい
- □ ひざが痛み、力がはいらないことがある
- □ もの忘れをするようになった
- □ 夜間、トイレに行く回数が増えた
- □ 不安感がある
- □ ちょっとしたことで驚きやすい
- □ 足の裏のほてりを感じる

こんな症状が４つ以上当てはまった人は要注意です。165ページからの肝腎を高める方法を、さっそくやってみましょう。

証拠です。アンチエイジングを目指したいなら、まず腎を強くしたほうがいいといえるでしょう。

腎をいたわるには、何よりもまずはその貯金を減らさないように、エネルギーを使い過ぎないこと。休んだり、養生することで余ったエネルギーを使うくらいがちょうどいいのです。そして食事や運動、休息によって新たなエネルギーを充実させていきましょう。

ま 筋肉や筋膜をつかさどる「肝」を高める

中医学では、「肝」が弱ると筋肉や筋膜に問題が生じるとされています。筋肉や筋膜には、骨格を支える重要な役割があり、そのはたらきが低下すると背骨や骨盤を安定して支えられなくなってしまいます。

また肝は、怒りやイライラの感情と関わりがあり、抑圧した怒りが続くと肝を弱らせ、背骨や内臓だけでなく自律神経の不調も引き起こします。ストレスがたまると肝臓のはたらきが悪くなると先に述べましたが、中医学でも、とくにメンタルストレスは「気滞《きたい》」という状態を意味し、気の流れをスムーズに保つ役割がある肝に負担がかかると考えます。

そのような状態が続けば、解毒機能に支障が生じ、汚れた血が全身を巡ることになります。また、肝臓は横隔膜の下にくっついていることもあり、とくに呼吸の影響を受けます。そのため緊張状態になって呼吸が浅くなることも肝臓の疲労を起こさせる一つの原因だといえるでしょう。中医学の五行説の性質を見ても（139ページ）、肝は肺によって抑制される関係にあることがわかります。

肝は涙にも関係しているので、肝が疲れてくると、涙もろくなったり、勝手に涙が出てきたりするようになります。年をとって涙もろくなったという話もよく聞くと思いますが、それは年齢とともに胸郭が固まり、呼吸が浅くなると

□ あなたの肝は弱っていませんか

□ 筋肉が痙攣したり、足がつったりする

□ ときどきめまいがする

□ 目の異常があらわれやすい

□ 血圧が高くなりやすい

□ イライラしやすい

□ ストレス発散がなかなかできない

□ 自分のことをまわりが正しく評価してくれないと思う

□ 体がだるかったり、やる気がおきないときがある

□ 脇や肋骨の下あたりが張ったり痛みを感じることがある

□ お腹にガスがたまりやすい

□ 生理が不安定。生理前に心身の不調がある

□ 寝つきが悪い

□ 爪が割れやすい

こんな症状が４つ以上当てはまった人は要注意です。165ページからの肝腎を高める方法を、さっそくやってみましょう。

ともに肝のはたらきが鈍ってくるせいかもしれません。

「肝がすわっている」とか「肝っ玉母さん」とか「肝をつかむ」といわれているように、「肝」は重要なところという意味合いをもちます。つまり心身のココロを意味することからも、健康のカギを握っているともいえます。

肝を弱らせないためには、ストレスをためないようにあまり敏感になり過ぎず、なんでもいちいち気にし過ぎない生活を送るといいでしょう。もちろん、肝臓と同じくお酒の飲み過ぎや不摂生な生活を控え、筋力を適度に保ち、体を柔軟にしていく運動をすることもおすすめです。

肝と腎は、体の「肝腎要」

体の中で背骨が重要な部分だということは、医学の祖であるギリシャのヒポクラテスも説いていたといいます。

中医学では、背骨は「腎」、背骨を支える筋肉は「肝」に所属します。そのほか、体の解毒、代謝、血圧のコントロール、自律神経やホルモンの調節、エネルギーの流れ、生命力など、体にとって重要なはたらきをするところが「肝」と「腎」にあります。

まさに「肝腎要＊」という言葉そのものです。

「月＝肉づき（肉体）」へんに「要」を足したのが「腰」。つまり、腰は肉体における要でありますが、肝と腎が弱ると、腰痛になるという中医学の考え方につながる言葉です。

中医学では、肝と腎は「肝腎同源《かんじんどうげん》」といわれるように、五行説（139ペー

＊「肝心要」とも書くが、肝臓と腎臓が大切という語源に近い漢字は「肝腎要」。

ジ）でも相生関係にあります。**つまり肝と腎はワンセット。腎が弱ると肝が弱り、肝が弱ると腎も弱るとされています。**

肝と腎は感情面にも関わりが深く、それは背骨の状態にも大きく影響してきます。では、そこを労わり、体の状態を安定させるにはどうしたらいいかというと、中医学的に肝と腎を高めていく暮らし方にしていくのが一番です。**習慣的に体をねじる、脇をのばす、疲れないように働き過ぎないようにする、呼吸を大切にするといった日常生活が肝と腎を高め、背骨、内臓、メンタルにもいいといえるのです。**

肝や腎の強い人は、エネルギーも多く精力的です。魅力的で若々しく見える人の多くは肝と腎が充実しています。そしてエネルギーが充実している人は、正しい判断力があります。

近頃は情報化社会なので、どれが正しい情報なのか惑わされてしまい、疲れているときは物事の判断力も鈍ってしまいがちです。現代人はエネルギーが少なくなっているので、判断力や選ぶ力がなくなってきているともいわれます。

体が健康でエネルギーに満たされると、そういう見極める力もできてきます。体の健康、精神面の健康とともに、考える力を身につけることも生きる上での大切な要素になるはずです。肝と腎を高めると、そうした人間力も高まっていく可能性もあるのです。

ま 肝腎を高める方法

「運動」

エネルギーを消耗するハードな運動ではなく、適度な運動を心がけましょう。とくに下半身を強化する運動や、第二章で紹介したエクササイズ、ヨガ、太極拳、ウォーキングなど、ゆったりした運動が効果的。１３３ページで紹介したマッサージも、肝と腎を高める効果があります。

「食べ物」

腎を高めるには、黒豆などの黒い食品や、納豆、オクラなどのネバネバ系食材がおすすめ。ほてりを感じる人は、豚肉、豆腐、百合根を。冷えを感じる人は、ラム肉、牛肉、鶏肉、エビ、しょうが、シナモンを摂りましょう。

肝に関しては、何を食べたらいいというより、何を食べないようにするかがポイント。分解に時間のかかる油もの、甘いもの、乳製品は控えめに。さっぱりした和食や緑黄色野菜がおすすめ。暴飲暴食が肝の負担になるので要注意。

「呼吸」

腎は吸気と関係が深く、腹式呼吸で深い呼吸をすると、気を下腹の丹田に納める作用があります。

思いっきり息を吸い、ゆっくり長く息を吐くと副交感神経が優位になり、リラックスしてきます。

肝に含まれる肝臓は、横隔膜にはりついているので、胸式呼吸と腹式呼吸両方の深い呼吸で肋骨を広げ、横隔膜を動かすと自律神経も調整されます。

「生活上の心がけ」

肝、腎ともに、強いネガティブな感情が長期に渡って生じると負担がかかります。恐怖や不安、イライラ、怒りの感情が出そうなときは、ある程度予測して、防御したり、自分の感情を分析してコントロールを。

気持ちが落ちているときは、無理にでも笑ってみたり、笑みの表情を作ってみます。感情は体の動きの影響を受けているもの。リセットしたいときは思い切り笑ったり、時に涙を流すのもストレス解消とともに肝と腎にもよいでしょう。

肝と腎ともに、働き過ぎに注意が必要です。体力に自信がある人ほど過信せず、休養をとるようにコントロールする必要があります。性生活が過度になることも男性にとっては腎を害う大きな原因になることがあるのでご注意を。

まとめ

背骨は脊髄をはじめ、そこから出入りする神経や血管、内臓を大切に守っていいます。自律神経の中継所となる交感神経幹が、背骨の前、傍らに張り巡らされているのも、やはり背骨によって守ることができるからでしょう。

そして同時に、背骨は単に体を支えるだけではなく、動くことで、私たちが生きていくために必要なはたらきを与えてくれています。自律神経を意識的にコントロールできる呼吸や、内臓のはたらきと密接な関係のある肋骨や横隔膜にも、背骨の連動した動きが影響しているのです。

ところで、息を吸うときに体を屈めるのと、背中を伸ばすようにするのとでは、どちらが自然だと思いますか？　実際にやってみると、大きくゆっくりと息を吸ったとき、背骨がのびて後屈するのを感じるでしょう。そして、息を吐くときに背骨は自然と丸まるようになっているのです。

このような自然の動き、リズムこそが自律神経の波を整える大切な要素といえます。つまり、自律神経を整えるには、まず背骨が気持ちよくスムーズに動くようになることが大切なのです。背骨が一つ一つ連動して動くようになってくると、周りの過剰に緊張していた筋肉も、本来のトーン（緊張度）を取り戻していきます。肋骨も呼吸とともに動き、内臓にもはたらきやすいスペースが生まれるでしょう。ラクな姿勢は気持ちを前向きにし、心を快活にしていきます。このように心や内臓、体にとっていいプラスの連鎖が、背骨を整えることから始まっていくのです。

つまり、私たちにとって当たり前で普段意識もしないけれど、本当に大切な背骨と自律神経が、実はつながり合い、二人三脚ではたらいています。もちろん自律神経は、ちょっとした気圧の変化やメンタルストレス、その他の生活習慣によって影響を受けやすいものです。

しかし、自律神経の存在を背骨との関わりという観点から理解することで、日常の生活を見直すことができます。自律神経が乱れていれば、多くのケースで胸椎を中心とした胸郭の動きに制限がみられるでしょう。呼吸が浅くなっているることに気づくこともあるかもしれません。気持ちが前向きになれず、食欲がなくなっていることもあるでしょう。

そんなときはまず、背骨から自律神経を整えてみることを考えてみてください。完璧にやろうとする必要はありません。ちょっとだけ体をねじるだけでもかまいません。少しだけ呼吸を深めながら、背骨や肋骨の動き具合を確認してみるだけでもいいでしょう。

毎日エクササイズできることはすばらしいことですが、時々でも、あらためて自分のカラダ（背骨と自律神経）と向き合う時間を作ることが何よりも大切なことなのです。

おわりに

最後までお読みいただきありがとうございました。

背骨にはその人の生き方や生活スタイルが顕著にあらわれます。つまり大げさにいえば、背骨をみれば、その人がわかるのです。

しかし、当然ですが、自分の背骨は目に見えません。読者の方も自分の背骨をそれほど意識する習慣がなかった方がほとんどだと思います。なぜなら、背骨はあって当たり前の存在だからです。それは無意識のうちにはたらいてくれる自律神経も同様です。

それらはまるで、自分に無償の愛を注いでくれる家族や、親のような存在です。当たり前になってしまいがちな大切なものには、普段から意識的に感謝し、労わってあげる態度を示すことが必要なのではないかと思うのです。

本書を出版するにあたって、私の背骨に対する持論をすぐに理解し、賛同してくださった清流出版の古満温様に厚くお礼申し上げます。また、いつも支えてくれる家族と、ご愛顧くださるクライアントに感謝します。そして、石部美樹と及川彩を中心にスタッフにはいつも励まされ、協力していただきました。心から感謝しています。このような心ある方々の理解と協力、応援があって、私は一貫した信念のもと毎日を送ることができています。

本書が多くの方に届き、ラクにいきいきと人生を送るきっかけになれば幸いです。

参考文献

『背骨の実学』石垣英俊著（池田書店）
『腰痛の実学』石垣英俊著（池田書店）

石垣英俊（いしがき・ひでとし）

静岡県生まれ。神楽坂ホリスティック・クーラ®代表。一般社団法人日本ヘルスファウンデーション協会理事。セラピストカレッジ「ナーチャ」校長。鍼師、灸師、按摩マッサージ指圧師、オーストラリア政府公認カイロプラクティック理学士（B.C.Sc）、応用理学士（B.App.Sc）。中国政府認可世界中医学薬学連合会認定国際中医師。全米ヨガアライアンス200h修了ヨガインストラクター。日本ヨーガ療法学会認定ヨーガ教師。東西の智慧を独自に融合させた新メソッド「アラウンドセラピー®」を主宰。臨床家の父に鍼灸治療を師事。2004年に開業し、体の痛みや不調に悩む人々へ、よりよい施術、環境、アドバイスをするため研鑽を積んでいる。著書に『老け腸メンテナンス』（ブルーロータスパブリッシング）、『背骨の実学』、『腰痛の実学』（いずれも池田書店）。

ホームページ　http://www.holistic-cura.net/

背骨から自律神経を整える
ねじるだけで体と心が変わっていく!

2016年 6月29日［初版第1刷発行］
2016年10月21日［初版第2刷発行］

著者　石垣英俊
©Hidetoshi Ishigaki 2016, Printed in Japan
発行者　藤木健太郎

発行所　清流出版株式会社
東京都千代田区神田神保町3-7-1 〒101-0051
電話　03(3288)5405
ホームページ　http://www.seiryupub.co.jp/
編集担当　古満　温

印刷・製本　図書印刷株式会社

乱丁・落丁本はお取り替え致します。
ISBN 978-4-86029-447-2

本書のコピー、スキャン、デジタル化などの無断複製は著作権法上での例外を除き禁じられています。本書を代行業者などの第三者に依頼してスキャンやデジタル化することは、個人や家庭内の利用であっても認められていません。

気楽な稼業ときたもんだ

砂田実

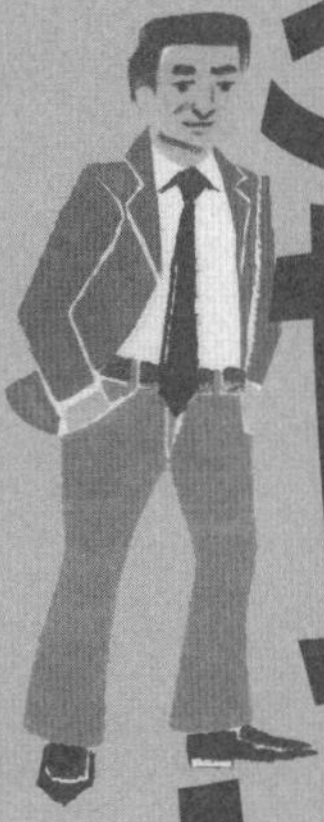

エンパワメント研究所